AF750764

GUÍA RÁPIDA DE ACTUACIÓN EN URGENCIAS

GUÍA RÁPIDA DE ACTUACIÓN EN URGENCIAS

3ª edición

Manuel S. MOYA MIR

Jefe de Sección de Urgencias del Hospital Universitario
Puerta de Hierro Majadahonda, Madrid
Profesor Asociado del Departamento de Medicina
de la Universidad Autónoma de Madrid

70 AÑOS
EDITORIAL MEDICA panamericana

Desde 1953 formando Profesionales de la Salud

Buenos Aires - Bogotá - Madrid - México
www.medicapanamericana.com

1.ª Edición, 2002
2.ª Edición, agosto 2008
3.ª Edición, septiembre 2011

Las ciencias de la salud están en permanente cambio. A medida que las nuevas investigaciones y la experiencia clínica amplían nuestro conocimiento, se requieren modificaciones en las modalidades terapéuticas y en los tratamientos farmacológicos. Los autores de esta obra han verificado toda la información con fuentes confiables para asegurarse de que esta sea completa y acorde con los estándares aceptados en el momento de la publicación. Sin embargo, en vista de la posibilidad de un error humano o de cambios en las ciencias de la salud, ni los autores, ni la editorial o cualquier otra persona implicada en la preparación o la publicación de este trabajo, garantizan que la totalidad de la información aquí contenida sea exacta o completa y no se responsabilizan por errores u omisiones o por los resultados obtenidos del uso de esta información. Se aconseja a los lectores confirmarla con otras fuentes. Por ejemplo, y en particular, se recomienda a los lectores revisar el prospecto de cada fármaco que planean administrar para cerciorarse de que la información contenida en este libro sea correcta y que no se hayan producido cambios en las dosis sugeridas o en las contraindicaciones para su administración. Esta recomendación cobra especial importancia con relación a fármacos nuevos o de uso infrecuente.

EDITORIAL MEDICA panamericana

Visite nuestra página web:
http://www.medicapanamericana.com

ARGENTINA
Maipú 1300, Piso 3 (C 1006 ACT)
Ciudad Autónoma de Buenos Aires, Argentina
Tel.: (54-11) 4821-2066
e-mail: cinfo@medicapanamericana.com

COLOMBIA
Carrera 7a A Nº 69-19 - Bogotá DC- Colombia.
Tel.: (57-1) 235-4068
e-mail: infomp@medicapanamericana.com.co

ESPAÑA
Sauceda, 10 - 5ª planta - 28050 Madrid, España
Tel.: (34-91) 131-78-00
e-mail: info@medicapanamericana.es

MÉXICO
Av. Miguel de Cervantes Saavedra Nº 233, piso 8, oficina 801
Col. Granada, Delegación Miguel Hidalgo
C.P. 11520, Ciudad de México, México
Tel.: (52-55) 5250-0664
e-mail: infomp@medicapanamericana.com.mx

ISBN: 978-84-9110-559-6 (Versión Impresa + digital)
ISBN: 978-84-9835-600-7 (Versión Digital)

Sauceda, 10 - 5ª planta - 28050 Madrid, España
Depósito Legal: M-41955-2018
Impreso en España

A Manolo y Javier

ÍNDICE DE AUTORES

Acevedo Ribó, Mercedes
Servicio de Nefrología
Hospital Universitario
Puerta de Hierro Majadahonda
Madrid

Agud Fernández, María
Servicio de Urgencias
Hospital Universitario
Puerta de Hierro Majadahonda
Madrid

Alcántara Carmona, Sara
Servicio de Cuidados Intensivos
Hospital Universitario
Puerta de Hierro Majadahonda
Madrid

Alonso Blas, Carlos
Servicio de Urgencias
Hospital Universitario
Puerta de Hierro Majadahonda
Madrid

Álvarez de Espejo Montiel, Teresa
Servicio de Urgencias
Hospital Universitario
Puerta de Hierro Majadahonda
Madrid

Andreu Sanchez, José Luis
Servicio de Reumatología
Hospital Universitario
Puerta de Hierro Majadahonda
Madrid

Arellano Rodríguez, Beatriz
Servicio de Otorrinolaringología
Hospital Universitario
Puerta de Hierro Majadahonda
Madrid

Balandín Moreno, Bárbara
Servicio de Cuidados Intensivos
Hospital Universitario
Puerta de Hierro Majadahonda
Madrid

Bermejo Boixereu, Cristina
Servicio de Urgencias
Hospital Universitario
Puerta de Hierro Majadahonda
Madrid

Borrallo Pérez, José Manuel
Servicio de Urgencias
Hospital de Guadalajara

Brito Sanfiel, Miguel
Servicio de Endocrinología
Hospital Universitario
Puerta de Hierro Majadahonda
Madrid

Caballero Martínez, Luis
Servicio de Psiquiatría
Hospital Universitario
Puerta de Hierro Majadahonda
Madrid

Cajigal Morales, Clara
Servicio de Oftalmología
Hospital Universitario
Puerta de Hierro Majadahonda
Madrid

Calabrese Sánchez, Sergio
Servicio de Urgencias
Hospital Universitario
Puerta de Hierro Majadahonda
Madrid

Calleja Panero, José Luis
Servicio de Gastroenterología
Hospital Universitario
Puerta de Hierro Majadahonda
Madrid

Cea Soriano, Matías
Servicio de Cirugía General y Digestivo
Hospital Universitario
Puerta de Hierro Majadahonda
Madrid

Cerezo Olmos, César
Servicio de Urgencias
Hospital Universitario
Puerta de Hierro Majadahonda
Madrid

Chamorro Jambrina, Carlos
Servicio de Cuidados Intensivos
Hospital Universitario
Puerta de Hierro Majadahonda
Madrid

Cigüenza Fuster, María Luisa
Servicio de Urgencias
Hospital Universitario
Puerta de Hierro Majadahonda
Madrid

Cuervas-Mons Martínez, Valentín
Servicio de Medicina Interna
Hospital Universitario
Puerta de Hierro Majadahonda
Madrid

Cuiñas León, Karina
Servicio de Cirugía General y Digestivo
Hospital Universitario
Puerta de Hierro Majadahonda
Madrid

De Gregorio Muñiz, Lucía
Servicio de Cirugía General y Digestivo
Hospital Universitario
Puerta de Hierro Majadahonda
Madrid

De la Torre Tomas, Alejandro
Servicio de Radioterapia
Hospital Universitario
Puerta de Hierro Majadahonda
Madrid

De Reina Pérez, Laura
Servicio de Neurocirugía
Hospital Universitario
Puerta de Hierro Majadahonda
Madrid

Del Campo-Cañaveral, José Luis
Servicio de Cirugía Torácica
Hospital Universitario
Puerta de Hierro Majadahonda
Madrid

Del Río Ibáñez, Roberto
Servicio de Urgencias
Hospital Universitario
Puerta de Hierro Majadahonda
Madrid

Díaz Nájera, Esther
Servicio de Urgencias
Hospital Universitario
Puerta de Hierro Majadahonda
Madrid

Durán del Campo, Pedro
Servicio de Medicina Interna
Hospital Universitario
Puerta de Hierro Majadahonda
Madrid

Eguren Escrina, Patricia
Servicio de Urgencias
Hospital Universitario
Puerta de Hierro Majadahonda
Madrid

Escamilla Crespo, Carlos
Servicio de Neurología
Hospital Universitario
Puerta de Hierro Majadahonda
Madrid

Escamilla Fernández, Noelia
Servicio de Medicina Interna
Hospital Universitario
Puerta de Hierro Majadahonda
Madrid

Farhangmehr Setayeshi, Nada
Servicio de Cirugía General y Digestivo
Hospital Universitario
Puerta de Hierro Majadahonda
Madrid

Ferrer Armengou, Laura
Servicio de Urgencias
Hospital Universitario
Puerta de Hierro Majadahonda
Madrid

García Berrocal, José Ramón
Servicio de Otorrinolaringología
Hospital Universitario
Puerta de Hierro Majadahonda
Madrid

García Cobos, Elvira
Servicio de Neurología
Hospital Universitario
Puerta de Hierro Majadahonda
Madrid

García Madero, Rodrigo
Servicio de Medicina Interna
Hospital Universitario
Puerta de Hierro Majadahonda
Madrid

García Schiever, Jesús
Servicio de Cirugía General y Digestivo
Hospital Universitario
Puerta de Hierro Majadahonda
Madrid

García Zubiri, Carlos
Servicio de Urgencias
Hospital Universitario
Puerta de Hierro Majadahonda
Madrid

Gil García, Santiago
Servicio de Hematología
Hospital Universitario
Puerta de Hierro Majadahonda
Madrid

Gil Pérez, Antonio
Servicio de Cirugía General y Digestivo
Hospital Universitario
Puerta de Hierro Majadahonda
Madrid

Gimeno Álvarez, Dolores
Servicio de Psiquiatría
Hospital Universitario
Puerta de Hierro Majadahonda
Madrid

Gómez Cruz, Amparo
Servicio de Urgencias
Hospital Universitario
Puerta de Hierro Majadahonda
Madrid

Gómez de Antonio, David
Sección de Cirugía Torácica
Hospital Universitario
Puerta de Hierro Majadahonda
Madrid

Gómez Moreno, José
Dirección Médica
Hospital Universitario Madrid
Sanchinarro

González Martín, Francisco M.
Servicio de Otorrinolaringología
Hospital Universitario
Puerta de Hierro Majadahonda
Madrid

Górriz Gil, Carmen
Servicio de Otorrinolaringología
Hospital Universitario
Puerta de Hierro Majadahonda
Madrid

Gozón Illescas, Olalla
Servicio de Urgencias
Hospital Universitario
Puerta de Hierro Majadahonda
Madrid

Gutiérrez Parrés, Blanca
Servicio de Urgencias
Hospital Universitario
Puerta de Hierro Majadahonda
Madrid

Herrero Agustín, Javier
Servicio de Otorrinolaringología
Hospital Universitario
Puerta de Hierro Majadahonda
Madrid

Iborra Herrera, Jerónimo
Servicio de Gastroenterología
Hospital Universitario
Puerta de Hierro Majadahonda
Madrid

Iglesias Goy, Enrique
Servicio de Obstetricia y Ginecología
Hospital Universitario
Puerta de Hierro Majadahonda
Madrid

Laguna del Estal, Pedro
Servicio de Medicina Interna
Hospital Universitario
Puerta de Hierro Majadahonda
Madrid

Ley Urzaiz, Luis
Servicio de Neurocirugía
Hospital Universitario
Puerta de Hierro Majadahonda
Madrid

López-Cortijo Gómez de Salazar, Cristóbal
Servicio de Otorrinolaringología
Hospital Universitario
Puerta de Hierro Majadahonda
Madrid

Lucas Morante, Tomás
Servicio de Endocrinología
Hospital Universitario
Puerta de Hierro Majadahonda
Madrid

Magariños López, Mónica
Servicio de Psiquiatría
Hospital Universitario
Puerta de Hierro Majadahonda
Madrid

Maínez Saiz, Carmen
Servicio de Medicina Interna
Hospital Universitario
Puerta de Hierro Majadahonda
Madrid

Malagón Caussade, Francisco
Servicio de Urgencias
Hospital Universitario
Puerta de Hierro Majadahonda
Madrid

Marrero Francés, Jorge
Servicio de Medicina Interna
Hospital Universitario de Fuenlabrada
Madrid

Martín Azaña, María José
Servicio de Ginecología
Hospital Universitario
Puerta de Hierro Majadahonda
Madrid

Martín Gutiérrez, Juan Carlos
Servicio de Medicina Interna
Hospital Universitario del Henares
Coslada

Martínez Álvarez, Leticia
Servicio de Cuidados Intensivos
Hospital Universitario
Puerta de Hierro Majadahonda
Madrid

Martínez Ballesteros, Claudio
Servicio de Urología
Hospital Universitario
Puerta de Hierro Majadahonda
Madrid

Martínez Melgar, José Luis
Servicio de Cuidados Intensivos
Hospital Montecelo
Complexo Hospitalario de Pontevedra

Martos Cano, María de los Ángeles
Servicio de Obstetricia y Ginecología
Hospital Universitario
Puerta de Hierro Majadahonda
Madrid

Mascías Cadavid, Carlos
Dirección Médica
Hospital Universitario Madrid
Torrelodones

Molerón Mancebo, Rafael
Servicio de Radioterapia
Hospital Universitario
Puerta de Hierro Majadahonda
Madrid

Molina Ávila, Paula
Servicio de Urgencias
Hospital Universitario
Puerta de Hierro Majadahonda
Madrid

Montero Hernández, Carmen
Servicio de Medicina Interna
Hospital Universitario
Puerta de Hierro Majadahonda
Madrid

Moya Mir, Manuel S.
Servicio de Urgencias
Hospital Universitario
Puerta de Hierro Majadahonda
Madrid

Múñez Rubio, Elena
Servicio de Medicina Interna
Hospital Universitario
Puerta de Hierro Majadahonda
Madrid

Navarrete García, Elena
Servicio de Gastroenterología
Hospital Universitario
Puerta de Hierro Majadahonda
Madrid

Noblejas Mozo, Ana
Servicio de Medicina Interna
Hospital Universitario
Puerta de Hierro Majadahonda
Madrid

Núñez González, Andrés
Servicio de Urgencias
Hospital Universitario
Puerta de Hierro Majadahonda
Madrid

Ortega López, Alfonso
Servicio de Cuidados Intensivos
Hospital Universitario
Puerta de Hierro Majadahonda
Madrid

Ortigosa Aso, Francisco Javier
Servicio de Cardiología
Hospital Universitario
Puerta de Hierro Majadahonda
Madrid

Otón Sánchez, Teresa
Servicio de Reumatología
Hospital Universitario
Puerta de Hierro Majadahonda
Madrid

Peláez Hidalgo, Alejandra
Servicio de Neurología
Hospital Universitario
Puerta de Hierro Majadahonda
Madrid

Perales Fraile, Isabel
Servicio de Medicina Interna
Hospital Universitario de Fuenlabrada
Madrid

Pérez Pedrero, David
Servicio de Urgencias
Hospital Universitario
Puerta de Hierro Majadahonda
Madrid

Pérez Seoane de Zunzunegui, María
Servicio de Cirugía General y Digestivo
Hospital Universitario
Puerta de Hierro Majadahonda
Madrid

Pinilla Urraca, Maite
Servicio de Otorrinolaringología
Hospital Universitario
Puerta de Hierro Majadahonda
Madrid

Ramos Martínez, Antonio
Servicio de Medicina Interna
Hospital Universitario
Puerta de Hierro Majadahonda
Madrid

Rodríguez Mosquera, Matilde
Servicio de Alergia
Hospital Universitario
Puerta de Hierro Majadahonda
Madrid

Romera Ortega, Miguel Ángel
Servicio de Cuidados Intensivos
Hospital Universitario
Puerta de Hierro Majadahonda
Madrid

Romero Pizarro, Yolanda
Servicio de Medicina Interna
Hospital Universitario
Puerta de Hierro Majadahonda
Madrid

Rubio González, Ester
Servicio de Nefrología
Hospital Universitario
Puerta de Hierro Majadahonda
Madrid

Salgado Marqués, Rosario
Servicio de Urgencias
Hospital Universitario
Puerta de Hierro Majadahonda
Madrid

Salinas Botran, Alejandro
Servicio de Urgencias
Hospital Universitario
Puerta de Hierro Majadahonda
Madrid

Sánchez Ramos, Ana
Servicio de Cirugía General y Digestivo
Hospital Universitario
Puerta de Hierro Majadahonda
Madrid

Sánchez Sobrino, Beatriz
Servicio de Nefrología
Hospital Universitario
Puerta de Hierro Majadahonda
Madrid

Silva Fernández, Lucía
Servicio de Reumatología
Hospital Universitario
Puerta de Hierro Majadahonda
Madrid

Silva Melchor, Lorenzo
Servicio de Cardiología
Hospital Universitario
Puerta de Hierro Majadahonda
Madrid

Sola Galarza, Ignacio
Servicio de Urología
Hospital Universitario
Puerta de Hierro Majadahonda
Madrid

Toquero Ramos, Jorge
Servicio de Cardiología
Hospital Universitario
Puerta de Hierro Majadahonda
Madrid

Trinidad Cabezas, Almudena
Servicio de Otorrinolaringología
Hospital Universitario
Puerta de Hierro Majadahonda
Madrid

Tutor de Ureta, Pablo
Servicio de Medicina Interna
Hospital Universitario
Puerta de Hierro Majadahonda
Madrid

Valdivia de la Fuente, Miguel
Servicio de Cuidados Intensivos
Hospital Universitario
Puerta de Hierro Majadahonda
Madrid

Valverde Herreros, María Lis
Servicio de Traumatología
Hospital Universitario
Puerta de Hierro Majadahonda
Madrid

Varela Ugarte, Andrés
Servicio de Cirugía Torácica
Hospital Universitario
Puerta de Hierro Majadahonda
Madrid

Vargas Núñez, Juan Antonio
Servicio de Medicina Interna
Hospital Universitario
Puerta de Hierro Majadahonda
Madrid

Vázquez Alba, David
Servicio de Urología
Hospital Universitario
Puerta de Hierro Majadahonda
Madrid

Vázquez Grande, Gloria
Servicio de Cuidados Intensivos
Hospital Universitario
Puerta de Hierro Majadahonda
Madrid

Vera Mendoza, María Isabel
Servicio de Gastroenterología
Hospital Universitario
Puerta de Hierro Majadahonda
Madrid

Vicente Herrero, Javier
Servicio de Otorrinolaringología
Hospital Universitario
Puerta de Hierro Majadahonda
Madrid

Vivanco Horcajada, Cristina
Servicio de Urgencias
Hospital Universitario
Puerta de Hierro Majadahonda
Madrid

INTRODUCCIÓN

El ejercicio de la Medicina de Urgencias exige la toma rápida de decisiones, procurando que éstas sean acertadas. Un retraso en el momento de decidir puede suponer la diferencia entre la vida y la muerte o la recuperación con graves secuelas. La presión asistencial que habitualmente existe en los servicios de urgencias hace que sea difícil la consulta rápida sobre cuál es la forma más adecuada de actuar en una determinada situación.

Para facilitar una rápida toma de decisiones ante un enfermo con un problema urgente presentamos esta guía en la que esquemáticamente se indica cuáles son las exploraciones complementarias iniciales a realizar, las indicaciones para dejar al paciente en observación de urgencias o para ingresarle en el hospital y el tratamiento inicial que debe hacerse en cada motivo de consulta en urgencia.

Espero que con ello contribuyamos en algo a conseguir el objetivo principal de la actuación médica en urgencias: mejorar la calidad de la asistencia al paciente que acude solicitando atención urgente.

Esta Guía Rápida es un complemento de la 5ª edición de *Normas de Actuación en Urgencias,* donde el lector puede encontrar más desarrollados los diferentes aspectos que aquí aparecen resumidos.

Manuel S. Moya Mir

ÍNDICE DE CAPÍTULOS

PROCESOS RESPIRATORIOS

PROCESOS NEFROUROLÓGICOS

PROCESOS DIGESTIVOS

PROCESOS HEMATOLÓGICOS

PROCESOS ENDOCRINOLÓGICOS

PROCESOS NEUROLÓGICOS

PROCESOS PSIQUIÁTRICOS

PROCESOS REUMATOLÓGICOS

AFECCIONES OTORRINOLARINGOLÓGICAS

URGENCIAS ONCOLÓGICAS

REACCIÓN ALÉRGICA

URGENCIAS OFTALMOLÓGICAS

URGENCIAS GINECOLÓGICAS

AGENTES FÍSICOS, IRRITANTES Y ANIMALES

TRAUMATISMOS

GUÍA RÁPIDA DE ACTUACIÓN EN URGENCIAS

ACTUACIÓN ANTE UN SÍNDROME FEBRIL

Manuel S. Moya Mir

Exploraciones complementarias iniciales

- Si hay orientación diagnóstica: hacer la exploración oportuna
- Si no hay orientación diagnóstica o con circunstancias de urgencia:
  1. Hemograma
  2. Orina y sedimento urinario
  3. Radiografía de tórax y de abdomen
- Si hay sospecha de sepsis grave: añadir glucosa, urea, creatinina, iones, bilirrubina, lactato, actividad de protrombina y proteína C reactiva o procalcitonina

Dejar en observación de urgencias

- Si hay impresión de gravedad, sin orientación diagnóstica
- Sospecha o evidencia de enfermedad que requiere tratamiento urgente, dependiendo el ingreso de la evolución inicial
- Fiebre sin foco en adictos a drogas por vía parenteral

Ingreso

- Complicaciones de la fiebre que no ceden con el tratamiento
- Diagnóstico de enfermedad que requiere ingreso
- Mala evolución después de la observación inicial

Tratamiento inicial

1. Etiológico, si se conoce la causa
2. Paracetamol, 500 mg/6 h (preferentemente acompañado de baños de agua tibia) si existen complicaciones, enfermedad previa que pueda empeorar con la fiebre, edades extremas de la vida, fiebre prolongada o temperatura > 40 °C
3. Si hay hiperpirexia (> 41 °C), inmersión en agua fría o manta de hipotermia

ACTUACIÓN ANTE UNA SEPSIS

David Pérez Pedrero

Exploraciones complementarias iniciales

- Hemograma
- Estudio de coagulación
- Iones (Na, K, Cl), glucosa, urea, creatinina, ácido láctico
- Orina elemental y sedimento urinario
- Gasometría venosa (arterial si SpO_2 <93% o taquipnea)
- Proteína C reactiva (PCR) y/o procalcitonina si están disponibles
- Radiografía de tórax y abdomen
- Generalmente hemocultivo (aun sin fiebre) y tinción de Gram y/o cultivos acordes con el posible foco responsable

Dejar en observación de urgencias

- Sólo algunos casos de sepsis no grave de origen urinario o pulmonar para observar la respuesta al tratamiento

Ingreso

- Mala evolución en observación
- Los demás casos deben ingresar. Valorar UCI si hay sepsis grave o *shock* séptico.

Tratamiento inicial

- Reposición de volumen (si hay sepsis grave): comenzar con 1.000 ml de suero salino en 30-60 min y posteriormente según respuesta (hasta 2-3 l de suero salino o 1-1,5 l de coloides)
- Dopamina o noradrenalina si persiste la hipoperfusión tisular tras una adecuada reposición de volumen
- En caso de *shock* séptico, tras el inicio de vasopresores, valorar hidrocortisona, 200-300 mg
- Antibioterapia empírica precoz acorde con el foco clínico (Tabla I)
- Antitérmicos y control del foco si procede
- Otras medidas: control de glucemia, sonda vesical y diuresis horaria, en caso de sepsis grave
- Valoración por UCI

Tabla I. Tratamiento antimicrobiano empírico en la sepsis grave/*shock* séptico de origen desconocido

Origen	Recomendaciones de antimicrobianos
Foco desconocido comunitario	Cefalosporina de 3.ª/4.ª generación o Piperacilina/tazobactam Imipenem o meropenem + Aminoglucósido (amikacina, gentamicina) +/– Glucopéptido (vancomicina, teicoplanina) **Alternativas** • Puede utilizarse aztreonan en lugar de un betalactámico • Puede utilizarse Ciprofloxacino en lugar de un aminoglucósido • Puede utilizarse daptomicina o linezolid en lugar de vancomicina
Foco desconocido nosocomial	Cefalosporina generación de 3.ª/4.ª (ceftazidima o cefepima) o imipenem o meropenem + Glucopéptido (vancomicina, teicoplanina) +/– Antifúngico (inicialmente caspofungina) +/– Antiviral **Alternativas** • Tigecilina + aminoglucósido o aztreonan • Puede utilizarse un azol (voriconazol o fluconazol) en lugar de caspofungina • Puede utilizarse daptomicina o linezolid en lugar de vancomicina

Tabla I. Tratamiento antimicrobiano empírico en la sepsis grave/*shock* séptico de origen desconocido *(cont.)*

Orígen	Recomendaciones de antimicrobianos
Dosis habituales de los antimicrobianos indicados, por vía intravenosa, para un peso de 70 kg, con función hepática y renal normales	Amikacina, 15 mg/kg/día, en 2-3 dosis Aztreonam, 2 g/8 h Caspofungina, 70 mg el primer día, luego 50 mg/día Cefepima, 1-2 g/8 h Cefotaxima, 2 g/6-8 h Ceftazidima, 1-2 g/8 h Ceftriaxona, 1-2 g/12-24 h Ciprofloxacino, 400 mg/12-8 h Daptomicina, 6 mg/kg/día Fluconazol, 400, mg/24 h Gentamicina, 3-5 mg/día, en 2-3 dosis Imipenem, 500-1.000 mg/6 h Levofloxacino, 500 mg/12-24 h Linezolid, 600 mg/12 h Meropenem, 1-2 g/8 h Piperacilina/tazobactam, 4/0,5 g/6 h Teicoplanina, 400 mg/12 h, 3 dosis, luego 200 mg/12 h Tigecilina, 100 mg iniciales y luego 50 mg/12 h Vancomicina, 1 g/12 h

ACTUACIÓN ANTE UNA MENINGITIS

Pedro Laguna del Estal

Exploraciones complementarias iniciales

- Hemograma, ionograma, glucosa, urea y creatinina
- Estudio de coagulación
- Radiografía de tórax
- Hemocultivos
- Punción lumbar
- TC craneal ocasionalmente

Dejar en observación de urgencias

- Enfermos estables con cuadro clínico-analítico sugestivo de meningitis viral, pero con pleocitosis polimorfonuclear, y repetir la punción lumbar 8 horas más tarde
- Meningitis virales en buena situación clínica

Ingreso

- Mala evolución en observación
- Todas las meningitis bacterianas
- Meningitis virales con enfermo no estable
- Meningitis con dudas diagnósticas
- Valorar el ingreso en la UCI

Tratamiento inicial

- *Meningitis viral:* tratamiento sintomático
- *Meningitis bacteriana:*
  - Tratamiento de las complicaciones
  - Valorar la administración de dexametasona, 0,15 mg/kg/6 h (siempre antes o al mismo tiempo que el antibiótico)
  - Antibióticos (Tabla II)

Tabla II. Tratamiento antibiótico empírico de la meningitis aguda bacteriana[1]

Factor condicionante[2]	Tratamiento[3]
Adultos con < 50 años	(Cefotaxima 2 g/4-6 h i.v. o ceftriaxona 2 g/12 h i.v.) + vancomicina[4] 500-750 mg/6 h i.v. + dexametasona[5] 0,15 mg/kg/6 h i.v.
Adultos con ≥ 50 años, alcohólicos, pacientes con enfermedades crónicas debilitantes o con inmunodepresión celular de cualquier origen	(Cefotaxima 2 g/4-6 h i.v. o ceftriaxona 2 g/12 h i.v.) + vancomicina[4] 500-750 mg/ 6 h i.v. + ampicilina 2 g/4 h i.v. + dexametasona[5] 0,15 mg/kg/6 h i.v.
Después de traumatismo craneoencefálico, intervención neuroquirúrgica o implante coclear	Vancomicina[4] 500-750 mg/6 h i.v. + (ceftazidima 2 g/8 h i.v. o cefepima 2 g/8 h i.v.)
Pacientes portadores de *shunt* ventriculoperitoneal	Vancomicina[4] 500-750 mg/6 h i.v. + (ceftazidima 2 g/8 h i.v. o cefepima 2 g/8 h i.v.)

[1] El tratamiento empírico se modificará según el resultado de los cultivos y del antibiograma.
[2] La creciente proporción de aislamientos de *S. pneumoniae* resistentes a antibióticos (penicilina y cefalosporinas) motiva que actualmente se recomiende añadir vancomicina hasta que se compruebe la sensibilidad de la cepa aislada.
[3] Dosis indicadas en adultos con función renal normal.
[4] Se ha comprobado que la vancomicina atraviesa mal y de forma errática la barrera hematoencefálica, por lo que algunos autores recomiendan dosis superiores a las habituales en el tratamiento de la meningitis aguda bacteriana.
[5] El inicio del tratamiento con corticoides debe ser previo (15-20 min) o simultáneo al del tratamiento antibiótico.

ACTUACIÓN ANTE UNA DIARREA

Cristina Vivanco Horcajada e Isabel Perales Fraile

Exploraciones complementarias iniciales

- Si hay fiebre, vómitos importantes, diarrea sanguinolenta, gran número de deposiciones, dolor abdominal intenso, hipotensión, deshidratación, inmunodeficiencia o enfermedad crónica grave de base
  - Hemograma, ionograma, glucosa, urea, creatinina, pH venoso y radiografía de abdomen

Dejar en observación de urgencias

- Deshidratación moderada
- Hipotensión
- Vómitos frecuentes
- Gran número de deposiciones
- Diarrea sanguinolenta (hasta hacer la rectoscopia)
- Fiebre elevada
- Dolor abdominal intenso en un paciente mayor de 50 años
- Diarrea en el anciano y en pacientes inmunodeprimidos

Ingreso

- Mala evolución en observación de urgencias
- Impresión de gravedad
- *Shock*
- Intolerancia oral
- Leucocitosis con desviación a la izquierda
- Anemia con hemoglobina < 9 g/dl
- Insuficiencia renal
- Megacolon tóxico

Tratamiento inicial

- *Diarrea leve:* dieta astringente o limonada alcalina; paracetamol si hay fiebre o dolor
- *Diarrea moderada:* igual que la leve y valorar dieta absoluta y líquidos intravenosos y loperamida si no hay fiebre
- *Diarrea grave:* dieta absoluta. Líquidos intravenosos. Antibiótico (ciprofloxacino 200 mg/12 h i.v. o 500 mg/12 h oral) si hay afectación importante del estado general con fiebre, sospecha de salmonelosis en ancianos o dudas entre gastroenteritis aguda o sepsis

ACTUACIÓN ANTE UNA ENDOCARDITIS

Pedro Laguna del Estal

Exploraciones complementarias iniciales

- Hemograma, ionograma, glucosa, urea y creatinina
- Estudio de coagulación
- Orina y sedimento urinario
- Electrocardiograma
- Radiografía de tórax
- Hemocultivos
- Valorar ecocardiograma

Dejar en observación de urgencias

- Nunca

Ingreso

- Siempre

Tratamiento inicial

- Antibióticos: véase tabla III
- Cirugía urgente si existe insuficiencia cardíaca significativa (refractaria al tratamiento médico) o endocarditis sobre prótesis (si existe inestabilidad hemodinámica u obstrucción de la prótesis). Embolectomía si hay embolismo periférico accesible

Tabla III. Tratamiento antibiótico empírico de la endocarditis infecciosa

Tipo de endocarditis y factores condicionantes	Tratamiento
1. Endocarditis sobre válvula primitiva: • Enfermo no grave (generalmente endocarditis subaguda)	(Penicilina G 3-4 millones de UI/4 h i.v. o ampicilina 2 g/4 h i.v.) + gentamicina 1 mg/kg/8 h i.v.
• Enfermos graves, con insuficiencia cardíaca o insuficiencia valvular de reciente aparición, estado séptico, neumonía o meningitis asociadas	(Penicilina G 3-4 millones de UI/4 h i.v. o ampicilina 2 g/4 h i.v.) + cloxacilina 2 g/4 h i.v. + gentamicina 1 mg/kg de peso/8 h i.v.
2. Endocarditis sobre válvula protésica: • Precoz (menos de 1 año de la cirugía)	Vancomicina 1 g/12 h i.v. + gentamicina 1 mg/kg/8 h i.v. + rifampicina 600 mg/24 h oral o i.v.
• Tardía (más de 1 año de la cirugía)	El indicado en la endocarditis sobre válvula primitiva
3. Endocarditis sobre válvula primitiva en pacientes ADVP	Vancomicina 1 g/12 h i.v.

[1] El tratamiento empírico se modificará según el resultado de los cultivos y del antibiograma.
[2] Dosis indicadas en adultos con función renal normal. En pacientes alérgicos a penicilinas la vancomicina puede sustituir a penicilina, ampicilina y cloxacilina en todas sus indicaciones.

ACTUACIÓN ANTE UNA NEUMONÍA

Manuel S. Moya Mir

Exploraciones complementarias iniciales

- Siempre: pulsioximetría, hemograma, ionograma, glucosa, urea, creatinina y radiografía de tórax
- Si hay disnea o saturación de O_2 <92%: gasometría arterial
- Si ingresa: hemocultivos
- Si hay criterios de gravedad: estudio de coagulación. Antigenuria de legionella y neumococo

Dejar en observación de urgencias

- Enfermos con factores de riesgo (edad avanzada y EPOC) sin criterios de gravedad (puntuación en la escala de Fine 71-90)

Ingreso

- Mala evolución en observación
- Enfermos con otros factores de riesgo (puntuación en la escala de Fine >90 y en la CURB65 >1)
- Enfermos con criterios de gravedad

Tratamiento inicial

- Analgesia (metamizol y paracetamol)
- Oxígeno si la saturación de O_2 es < 92%
- Antibiótico (Tabla IV)

Tabla IV. Antibioterapia empírica en la neumonía de adquisición en la comunidad (NAC)

NAC sin factores de riesgo ni criterios de gravedad (vía oral)

1. Azitromicina 500 mg/24 h durante 3 días o claritromicina 500 mg/12 h durante 10 días + amoxicilina/ácido clavulánico 2.000/125 mg/12 h o cefditorén 400 mg/12 h durante 7-10 días
2. Levofloxacino 500 mg/24 h/7-10 días o moxifloxacino 400 mg/24 h durante 7-10 días
3. Neumonía neumocócica: amoxicilina/ácido clavulánico 2.000/125 mg/12 h durante 7-10 días o cefditorén 400 mg/12 h durante 7-10 días

NAC con factores de riesgo sin criterios de gravedad

- Sin ingreso (oral):
  1. Levofloxacino 500 mg/24 h durante 7-10 días o moxifloxacino 400 mg/24 h durante 7-10 días
  2. Azitromicina 500 mg/24 h durante 3 días o claritromicina 500 mg/12 h durante 10 días + amoxicilina/ácido clavulánico 2.000/125 mg/12 h durante 7-10 días o cefditoren 400 mg/12 h durante 7-10 días
- Ingresada (i.v.):
  1. Levofloxacino 500 mg/12 h
  2. Ceftriaxona 1 g/24 h o cefotaxima 2 g/12 h o amoxicilina/ácido clavulánico 2.000/200 mg/8 h + azitromicina 500 mg/24 h

NAC con criterios de gravedad (i.v.)

1. Cefepima 2 g/12 h + claritromicina 500 mg/12 h o
2. (Amoxicilina/ácido clavulánico 2.000/200 mg/8 h o ceftriaxona 2 g/24 h) + gentamicina 4 mg/kg/24 h + azitromicina 500 mg/24 h o levofloxacino 500 mg/12 h

Neumonía por aspiración (i.v.)

1. Clindamicina 600 mg/8 h o
2. Amoxicilina/ácido clavulánico 1.000-2.000/200 mg/8 h o
3. Ertapenem 1 g/24 h

ACTUACIÓN ANTE UNA INFECCIÓN URINARIA

Esther Díaz Nájera y César Cerezo Olmos

Exploraciones complementarias iniciales

- Cistitis/uretritis: sedimento urinario
- Prostatitis aguda o pielonefritis aguda: hemograma, sedimento urinario, ionograma, glucosa, urea, creatinina, radiografía de abdomen y urocultivo

Dejar en observación de urgencias

- Prostatitis aguda con afectación del estado general
- Pielonefritis aguda con moderada afectación del estado general

Ingreso

- Prostatitis aguda o pielonefritis aguda que no mejoran en 12-24 horas en observación
- Pielonefritis aguda con gran afectación general, con signos de sepsis grave, con enfermedad crónica grave de base, con alteraciones estructurales del sistema urinario, en ancianos y en embarazadas

Tratamiento inicial

- Cistitis: amoxicilina/ácido clavulánico 875/125 mg/8 h oral
- Prostatitis aguda (> 35 años):
    - Leve: ciprofloxacino 500 mg/12 h oral, 2-4 semanas
    - Grave: ciprofloxacinao 400 mg /12 h i.v. o ceftriaxona 2 g/24 h i.v.
- Pielonefritis aguda:
    - Sin ingreso (oral): ciprofloxacino 500 mg/12 h
    - Ingresado (i.v.): ciprofloxacino 400 mg/12 h o ertapenem 1 g/24 h i.v.
    - Con sepsis grave (i.v.): piperacilina-tazobactam 4,5 g/8 h + gentamicina 5,1 mg/kg/24 h o imipenem 500 mg/6 h o 1 g/8 h

ACTUACIÓN ANTE UNA INFECCIÓN DE TRANSMISIÓN SEXUAL

Laura Ferrer Armengou

Exploraciones complementarias iniciales

- Uretritis:
  - Sedimento urinario y urocultivo
  - Tinción de Gram y cultivo de exudado uretral
- Infeccion gonocócica diseminada:
  - Hemograma
  - Orina y sedimento urinario
  - Radiografía de las articulaciones afectadas
  - Artrocentesis
  - Cultivos

Dejar en observación de urgencias

- Nunca

Ingreso

- Infección gonocócica diseminada

Tratamiento inicial

- Uretritis gonocócica; ceftriaxona 250 mg o cefixima 400 mg
- Uretritis no gonocócica: azitromicina 1.000 mg o doxicilina 100 mg/12 h u ofloxacino 300 mg/12 h
- Infección gonocócica diseminada: Ceftizoxima 1 g/8 h o ceftriaxona 1 g/24 h + azitromicina 1 g o doxicilina 100 mg/12 h

ACTUACIÓN ANTE UN TÉTANOS

Paula Molina Ávila

Exploraciones complementarias iniciales

- Hemograma
- Ionograma, glucosa, urea, creatinina, creatínfosfocinasa y calcemia

Dejar en observación de urgencias

- Nunca

Ingreso

- Siempre, en UCI

Tratamiento inicial

- Mantener permeable la vía aérea. Intubación y ventilación mecánica, si es necesario
- Diazepam 10-30 mg/4 h i.v. o midazolam 5-15 mg/h en infusión i.v. continua
- Inmunoglobulina humana antitetánica 500-1.000 UI i.m.
- Limpieza y desbridamiento de la herida
- Metronidazol 500 mg/6 h i.v. o penicilina 4 mill. UI/4 h i.v. o doxicilina 100 mg/12 h i.v.
- Primera dosis de vacuna antitetánica (0,5 ml i.m.)
- Medidas coadyuvantes:
  - Tratamiento de las manifestaciones de la disfunción autonómica (hiperactividad adrenérgica) mediante infusión continua de labetalol 0,25-1 mg/min
  - Profilaxis antitrombótica
  - Reposición hidroelectrolítica
  - Nutrición enteral o parenteral
  - Tratamiento específico de las arritmias cardíacas

ACTUACIÓN ANTE UN BOTULISMO

Roberto del Río Ibáñez

Exploraciones complementarias iniciales

- Hemograma
- Ionograma, glucosa, urea y creatinina
- Gasometría arterial, si hay sospecha de afectación de músculos respiratorios
- Suero, contenido gástrico y heces para toxina botulínica y cultivo

Dejar en observación de urgencias

- Nunca

Ingreso

- Siempre, generalmente en UCI

Tratamiento inicial

- Mantener permeable la vía aérea
- Intubación y ventilación mecánica, si aparece insuficiencia respiratoria
- Antitoxina botulínica i.v. (A, B y E)
- Purgantes y enemas, si no hay íleo (botulismo alimentario)
- Limpieza de herida + penicilina G 3 mill. UI/4 h i.v.

ACTUACIÓN ANTE UN HERPES ZÓSTER

Manuel S. Moya Mir y Paula Molina Ávila

Exploraciones complementarias iniciales

- Sólo si se sospecha alguna complicación

Dejar en observación de urgencias

- En caso de duda diagnóstica

Ingreso

- Si presenta ciertas complicaciones neurológicas o viscerales
- Si existe inmunodepresión grave

Tratamiento inicial

- Enfermo menor de 55 años con dolor moderado: analgésicos y limpieza de lesiones
- Enfermo de cualquier edad con dolor intenso: prednisona 60 mg/día durante 1 semana y antiviral oral y valorar gabapentina en dosis creciente
- Enfermo mayor de 55 años: antiviral oral
- Localización ocular u ótica: antiviral oral
- Complicaciones neurológicas o viscerales o existencia de inmunodepresión grave: aciclovir i.v.
- **Antivirales** (no dar si lleva más de 72 h de evolución, salvo en complicaciones o en localización ocular, en la que este período se prolonga)
  - Aciclovir 800 mg oral, 5 veces al día; 10 mg/kg/8 h i.v.
  - Brivudina 125 mg/24 h oral.
  - Famciclovir 250-500 mg/8 h o 750 mg/24 h oral.
  - Valaciclovir 1.000 mg/8 h oral.

ACTUACIÓN ANTE UNA SOSPECHA DE INFECCIÓN EN UN ADICTO A DROGAS POR VÍA PARENTERAL

Rosario Salgado Marqués

Exploraciones complementarias iniciales

- Hemograma
- Coagulación
- Orina elemental y sedimento
- Radiografía de tórax
- Hemocultivo y urocultivo si hay fiebre sin focalidad
- Otras, según sospecha

Dejar en observación de urgencias

- Fiebre sin focalidad de más de 24 h
- Infecciones de gravedad moderada para ver la respuesta al tratamiento

Ingreso

- Mala evolución en observación
- Fiebre de más de 24 h
- Diagnóstico o fuerte sospecha de infección que requiera ingreso

Tratamiento inicial

- En fiebre de más de 24 h
  - Cloxacilina 2 g/4 h i.v. o vancomicina 1 g/12 h i.v. + gentamicina 5,1 mg/kg/24 h i.v.

ACTUACIÓN ANTE UN DOLOR TORÁCICO

Manuel S. Moya Mir

Exploraciones complementarias iniciales

- Hemograma
- Ionograma, glucosa, urea y creatinina
- CPK y CPK-MB y/o troponina, si el dolor es de perfil isquémico
- Radiografía de tórax

Dejar en observación de urgencias

- Dolor de perfil isquémico de menos de 8 h de evolución (para repetir enzimas y ECG)
- Dolor con impresión de gravedad sin diagnóstico inicial

Ingreso

- Mala evolución en observación
- Dolor con impresión de gravedad tras el estudio inicial
- Dolor de causa que requiere ingreso

Tratamiento inicial

- Etiológico, si se conoce la causa

ACTUACIÓN ANTE UNA PARADA CARDIORRESPIRATORIA

Carlos Chamorro Jambrina, Bárbara Baladín Moreno y Alfonso Ortega López

Exploraciones complementarias iniciales

- Hemograma
- Ionograma, glucosa, urea y creatinina
- Gasometría arterial o venosa
- ECG. Monitorización electrocardiográfica continua

Dejar en observación de urgencias

- Nunca

Ingreso

- Siempre, en UCI, si el enfermo se recupera de la parada

Tratamiento inicial

- Reanimación cardiopulmonar.

ACTUACIÓN ANTE UNA INSUFICIENCIA CARDÍACA

Francisco J. Ortigosa Aso y Lorenzo Silva Melchor

Exploraciones complementarias iniciales

- Hemograma
- Ionograma, glucosa, urea y creatinina
- Troponina I
- Péptido natriurético
- ECG
- Radiografía de tórax

Dejar en observación de urgencias

- Insuficiencia cardíaca de gravedad leve-moderada para ver la respuesta al tratamiento

Ingreso

- Mala evolución en observación
- Insuficiencia cardíaca moderada-grave. Valorar la UCI en un edema agudo de pulmón

Tratamiento inicial

- *Disfunción sistólica (con cardiomegalia)*
  - Oxígeno nasal para conseguir una saturación del 92%
  - Suplemento de potasio
  - Captopril, 6,25 a 12,5 mg/8 h y seguir con 25 mg/8 h
  - Furosemida 40 mg
  - Espironolactona oral
  - Digoxina
  - Anticoagular si hay fibrilación auricular, antecedente embólico o fracción de eyección < 0,30
- *Disfunción diastólica (sin cardiomegalia)*
  - Diurético: dosis menores para evitar el bajo gasto
  - Cardioversión en pacientes con fibrilación auricular
  - Frecuencia cardíaca lenta: β-bloqueante y diltiazem
  - Mononitrato de isosorbida: 20-40 mg a las 9 h y a las 16 h
  - ARA II (candesartán)/inhibidor de la ECA/β-bloqueante/antagonista del calcio (HTA)
- *Edema agudo de pulmón*
  - Sentar al enfermo. Oxígeno a alto flujo
  - Nitroglicerina sublingual. Furosemida 40-80 mg Morfina 5 mg
  - Si no mejora, nitroglicerina i.v. (50-200 μg/min) y valorar la ventilación mecánica

ARAII: antagonistas de los receptores de la angiotensina II; ECA: enzima de conversión de la angiotensina; HTA: hipertensión arterial.

ACTUACIÓN ANTE UNA CRISIS HIPERTENSIVA

Pedro Laguna del Estal

Exploraciones complementarias iniciales

(Sólo en urgencias hipertensivas sin antecedentes de hipertensión arterial y en emergencias hipertensivas; en urgencias con antecedentes no son necesarias exploraciones complementarias)

- Hemograma, ionograma, glucosa, urea y creatinina
- Orina elemental y sedimento urinario
- ECG
- Radiografía de tórax
- Las indicadas según el cuadro clínico

Dejar en observación de urgencias

- Urgencia hipertensiva, sin antecedentes de hipertensión arterial y que no cede con el tratamiento inicial

Ingreso

- Mala evolución en observación
- Emergencia hipertensiva. Generalmente en la UCI

Tratamiento inicial

- *Urgencia hipertensiva:* reposo en una habitación tranquila. Si en 30 min persiste la misma PA, administrar nifedipino *retard* o captopril por vía oral
- *Emergencia hipertensiva:* utilizar la medicación intravenosa de la tabla V.

Tabla V. Fármacos indicados en el tratamiento de la emergencia hipertensiva según su presentación clínica

Cuadro clínico	Antihipertensivo
• Encefalopatía hipertensiva, enfermedad cerebrovascular aguda, hipertensión acelerada/maligna[1] e insuficiencia renal aguda	• Nitroprusiato sódico, fenoldopam, labetalol, urapidil y nicardipino
• Síndrome coronario agudo	• Nitroglicerina, fenoldopam, labetalol, esmolol, nitroprusiato sódico y nicardipino
• Edema agudo de pulmón	• (Nitroprusiato sódico, fenoldopam, nitroglicerina, urapidil y enalaprilato) + furosemida
• Disección aórtica	• Labetalol ([Nitroprusiato y urapidil] + β-bloqueante)
• Eclampsia	• Hidralacina, labetalol, urapidil, nicardipino
• Crisis adrenérgica[1]	• Labetalol ([Fentolamina, nitroprusiato y fenoldopam] + β-bloqueante)
• Hipertensión perioperatoria (neurocirugía y cirugía cardiovascular)	• Nitroprusiato sódico, fenoldopam, nitroglicerina, labetalol, urapidil, nicardipino y esmolol

[1] Algunos autores consideran estas situaciones clínicas urgencias hipertensivas.

ACTUACIÓN ANTE UN *SHOCK*

Carlos Chamorro Jambrina, Miguel A. Romera Ortega y Miguel Valdivia de la Fuente

Exploraciones complementarias iniciales

- Hemograma, ionograma, glucosa, urea, creatinina, CPK, ácido láctico, estudio de coagulación y pruebas cruzadas
- Gasometría arterial
- ECG
- Radiografía de tórax

Dejar en observación de urgencias

- *Shock* anafiláctico con buena respuesta inicial al tratamiento

Ingreso

- Mala evolución en observación
- Todos los demás *shock.* Generalmente en la UCI

Tratamiento inicial

- Asegurar la vía aérea. Oxígeno
- *Shock* cardiogénico por arritmia: cardioversión, antiarrítmicos o marcapasos externo
- *Shock* cardiogénico: inotrópicos y diuréticos
- En el resto de *shocks,* administración de fluidos
- Si hay hipotensión extrema: fenilefrina 100-500 µg i.v., que se pueden repetir
- *Shock* anafiláctico: adrenalina 0,2-0,5 mg i.m., que se pueden repetir, o 0,1 mg i.v.; hidrocortisona 200 mg i.v.; clorfeniramina 5 mg i.v.; ranitidina 50 mg i.v.

ACTUACIÓN ANTE UN SÍNCOPE

María Agud Fernández, Jorge Toquero Ramos y Carlos Alonso Blas

Exploraciones complementarias iniciales

- Hemograma y glucemia
- ECG
- Radiografía de tórax
- Según sospecha clínica

Dejar en observación de urgencias

- Sospecha de causa cardíaca (hasta confirmar)

Ingreso

- Sospecha o certeza de enfermedad cardíaca significativa
- Alteraciones en el ECG sugestivas de causa arrítmica del síncope
- Síncope durante el ejercicio
- Síncope que causa lesiones graves
- Historia familiar de muerte súbita
- Causa que requiere ingreso

Tratamiento inicial

- Higiénico-dietético en neuromediado y ortostático. Ocasionalmente administración de líquidos de forma intravenosa
- Etiológico

ACTUACIÓN ANTE UNA ARRITMIA

Francisco J. Ortigosa Aso y Lorenzo Silva Melchor

Exploraciones complementarias iniciales

- Hemograma
- Ionograma, glucosa, urea y creatinina
- ECG
- Radiografía de tórax

Dejar en observación de urgencias

- Taquiarritmias tras el fracaso inicial de la cardioversión farmacológica
- Bradiarritmias secundarias a sobredosificación de fármacos

Ingreso

- Bradiarritmias que requieren marcapasos
- Arritmias secundarias a enfermedad que requiere ingreso
- Fibrilación auricular con insuficiencia cardíaca

Tratamiento inicial

1. *Fibrilación y flutter auricular:*
    - Si hay insuficiencia cardíaca: digoxina 0,5, enoxaparina y acenocumarol
    - Si no hay alteración hemodinámica:
        - Si < 48 h de evolución, cardioversión con amiodarona (5 mg/kg en 10 seg), flecainida (2 mg/kg en 20 seg) o, si persiste, cardioversión eléctrica
        - Si > 48 h o indeterminada, atenolol o digoxina y anticoagular y valorar la cardioversión a las 4 semanas
2. *Taquicardia supraventricular* (taquicardia de complejo estrecho):
    - Maniobras vagales
    - Adenosina 6 mg en bolo rápido. Si persiste, 12 mg (si hay broncoespasmo, verapamilo 5 mg i.v.)
3. *Taquicardia ventricular:* lidocaína, procainamida o amiodarona i.v. Si hay pérdida de conciencia, desfibrilación
4. *Bradiarritmias:* atropina 1 mg i.v. Si no hay respuesta, marcapasos externo

ACTUACIÓN ANTE UNA CARDIOPATÍA ISQUÉMICA

Francisco J. Ortigosa Aso y Lorenzo Silva Melchor

Exploraciones complementarias iniciales

- Hemograma, ionograma, glucosa, urea, creatinina, CPK, CPK-MB y troponina
- ECG
- Radiografía de tórax

Dejar en observación de urgencias

- Angina inestable, con ECG y troponina normales, para seriar enzimas y realizar ergometría al día siguiente

Ingreso

- Mala evolución en observación
- Angina inestable confirmada
- Infarto agudo de miocardio. En UCI o en unidad coronaria

Tratamiento inicial

- *Angina estable:* aspirina 100 mg. Nitroglicerina sublingual, si la precisa. Remitir al cardiólogo para evaluación
- *Angina inestable:* aspirina 325 mg. Enoxaparina 30 mg i.v., después 1 mg/kg/12 h subcutánea. Clopidogrel 300 mg de carga, atenolol 25-50 mg/día. Nitrato oral, percutáneo o intravenoso
- *Infarto agudo de miocardio:* reanimación cardiopulmonar, si la precisa. Analgesia (morfina). Nitroglicerina. Fibrinólisis o Angioplastia coronaria percutánea, si está indicada

ACTUACIÓN ANTE UNA PERICARDITIS AGUDA

Francisco J. Ortigosa Aso y Lorenzo Silva Melchor

Exploraciones complementarias iniciales

- Hemograma
- CPK, troponina
- ECG
- Radiografía de tórax

Dejar en observación de urgencias

- Pericarditis aguda, sin cardiomegalia ni signos de taponamiento, con persistencia del dolor a la hora de iniciado el tratamiento con antiinflamatorios no esteroideos (AINE), para ver la evolución en las horas siguientes

Ingreso

- Mala evolución en observación
- Existencia de derrame pericárdico importante o signos de taponamiento cardíaco

Tratamiento inicial

- AINE (aspirina 500 mg/6 h o ibuprofeno 600 mg/8 h)
- Pericardiocentesis si hay taponamiento

ACTUACIÓN ANTE UNA DISECCIÓN AÓRTICA

Francisco J. Ortigosa Aso y Lorenzo Silva Melchor

Exploraciones complementarias iniciales

- ECG
- Radiografía de tórax
- Tomografía computarizada o ecocardiograma transesofágico

Dejar en observación de urgencias

- Duda diagnóstica

Ingreso

- Siempre. Valorar la UCI

Tratamiento inicial

- Controlar la presión arterial
- Analgesia (morfina i.v.)
- β-bloqueante + nitroprusiato i.v. (o labetalol en monoterapia)
- Cirugía en la disección proximal

ACTUACIÓN ANTE UNA TROMBOSIS VENOSA

Manuel S. Moya Mir

Exploraciones complementarias iniciales

- Hemograma
- Coagulación y dímero D
- Eco-Doppler

Dejar en observación de urgencias

- Duda diagnóstica hasta hacer la flebografía

Ingreso

- En TV profunda proximal
  1. Con enfermedad grave asociada
  2. Alto riesgo de hemorragia
  3. Recidiva de la TV profunda
  4. Embolia pulmonar sintomática
  5. *Flegmasia cerulea* o *flegmasia alba dolens*
  6. Si se va a efectuar fibrinólisis
- En TV profunda distal o proximal
  1. Imposibilidad de administrar HBPM en el domicilio o imposibilidad de controlar el INR en atención primaria

Tratamiento inicial

- *TV superficial:* reposo, indometacina 25-50 mg/8 h/durante 7 días
- *TV profunda distal:* HBPM (o fondaparinux). Repetir eco-Doppler en 7-10 días
- *TV profunda proximal:* HBPM (o fondaparinux) + acenocumarol
  1. Dosis de HBPM:
     - Bemiparina 115 UI/kg/24 h
     - Dalteparina 200 UI/kg/24 h
     - Enoxaparina 100 UI/kg/12 h o 150 UI/kg/24 h
     - Nadroparina 171 UI/kg/24 h
     - Tinzaparina 175 UI/kg/24 h
  2. *Dosis de fondaparinux:* subcutáneo cada 24 h, según peso
     - 5 mg si el paciente pesa menos de 50 kg
     - 7,5 mg si pesa entre 50 y 100 kg
     - 10 mg si pesa más de 100 kg

ACTUACIÓN ANTE UNA EMBOLIA PULMONAR

Manuel S. Moya Mir

Exploraciones complementarias iniciales

- Hemograma
- Iones, glucosa, urea y creatinina
- Coagulación y dímero D
- Gasometría arterial
- ECG
- Radiografía de tórax
- Gammagrafía pulmonar o TC torácica con contraste

Dejar en observación de urgencias

- Duda diagnóstica hasta hacer gammagrafía pulmonar o TC con contraste

Ingreso

- Preferiblemente siempre. Obligado en caso de:
  - Inestabilidad hemodinámica
  - Tratamiento con heparina no fraccionada
  - Enfermedad grave asociada
  - Alto riesgo de hemorragia
  - Recidiva

Tratamiento inicial

- Ante la sospecha fundada administrar por vía i.v. 5.000-10.000 UI de heparina sódica o 3.000 UI de HBPM, a la espera de confirmar el diagnóstico
- Reposo. Oxígeno. Analgésico, si se precisa. Reanimación cardiopulmonar, si se precisa
- Heparina sódica i.v., 5.000 UI inicialmente y continuar con 18-20 UI/kg/h o 30.000-35.000 UI/24 h en infusión continua. Si no se dispone de bomba de infusión, 75 UI/kg/4 h. Si no hay inestabilidad hemodinámica la heparina sódica se puede cambiar por HBPM o fondaparinux en las dosis indicadas en la trombosis venosa
- En caso de inestabilidad hemodinámica, valorar la fibrinólisis
- Acenocumarol 4 mg/día los 2 primeros días y según el INR a partir del tercero

ACTUACIÓN ANTE UNA OCLUSIÓN ARTERIAL AGUDA

Yolanda Romero Pizarro

Exploraciones complementarias iniciales

- Hemograma
- Ionograma, glucosa, urea y creatinina
- Coagulación
- ECG
- Radiografía de tórax, y de abdomen si hay afectación de extremidades inferiores

Dejar en observación de urgencias

- Extremidad no viable hasta determinar si es necesaria la cirugía inmediata o diferida

Ingreso

- Extremidad viable
- Necesidad de amputación inmediata

Tratamiento inicial

- Heparina intravenosa: 80 UI/kg en bolo, seguido de una infusión de 18 UI/kg/h
- Tratamiento del dolor
- Protección de la extremidad
- Antibióticos, si hay infección

ACTUACIÓN ANTE UNA DISNEA

Patricia Eguren Escrina y Sergio Calabrese Sánchez

Exploraciones complementarias iniciales

- Hemograma
- Ionograma, glucosa, urea y creatinina
- Gasometría arterial
- ECG
- Radiografía de tórax
- CPK y troponina I[1]
- Dímero D[1]

Otras exploraciones según sospecha diagnóstica

- PEF (flujo máximo espiratorio)
- Gammagrafía o angioTC pulmonar
- Radiografía en espiración forzada o decúbito lateral
- Laringoscopia

Dejar en observación de urgencias

- Disnea moderada de causa conocida para ver la respuesta al tratamiento

Ingreso

- Mala evolución en observación
- Disnea grave
- Disnea moderada de causa desconocida
- Disnea poco intensa de causa conocida que requiere ingreso

Tratamiento inicial

- Etiológico, si se conoce la causa

[1] Si la clínica sugiere isquemia coronaria o tromboembolismo pulmonar.

ACTUACIÓN ANTE LA TOS

Rosario Salgado Marqués

Exploraciones complementarias iniciales

- Si hay orientación diagnóstica: hacer la exploración oportuna
- Radiografía de tórax

Dejar en observación de urgencias

- Cuando se sospeche causa que requiera tratamiento urgente para ver la respuesta al tratamiento

Ingreso

- Diagnóstico de enfermedad que requiera ingreso

Tratamiento inicial

- Etiológico, si se conoce la causa
- Tos productiva: hidratación
- Tos irritativa: codeína 15-30 mg/6-8 h o dextrometorfano 15 mg/8 h

ACTUACIÓN ANTE UNA HEMOPTISIS

Elena Muñez Rubio y Manuel S. Moya Mir

Exploraciones complementarias iniciales

- Hemograma
- Coagulación
- Función renal y análisis de orina
- Radiografía de tórax
- En hemoptisis masiva también:
  - ECG
  - Gasometría arterial
  - Pruebas cruzadas

Dejar en observación de urgencias

- Hemoptisis moderada de pocas horas de evolución, sin repercusión hemodinámica ni respiratoria

Ingreso

- Mala evolución en observación
- Diagnóstico de causa conocida que requiere ingreso
- Hemoptisis moderada con alteración hemodinámica y/o respiratoria
- Hemoptisis masiva. En la UCI

Tratamiento inicial

- Etiológico, si se conoce la causa
- Reposo
- Codeína 30 mg/6-8 h
- *En hemoptisis masiva:*
  - Reposo absoluto, mantener la vía aérea, decúbito lateral en posición de Trendelenburg sobre el lado del que procede la sangre y mantener la presión arterial con suero salino o coloides
  - O_2 al 40%
  - Codeína o morfina
  - Valorar cirugía tras la broncoscopia

ACTUACIÓN ANTE UNA INSUFICIENCIA RESPIRATORIA AGUDA

Manuel S. Moya Mir

Exploraciones complementarias iniciales

- Pulsioximetría
- Hemograma
- Bioquímica (glucosa, urea, creatinina e iones)
- Gasometría arterial
- ECG
- Radiografía de tórax

Dejar en observación de urgencias

- IR por obstrucción de la vía aérea, resuelta
- Broncoespasmo de intensidad moderada con poca respuesta al tratamiento inicial
- Agudización de IR crónica de intensidad moderada para ver la respuesta al tratamiento y/o si existe hipoxemia menor de 50 mmHg y no tiene oxígeno domiciliario y/o causa desencadenante conocida reversible en pocas horas

Ingreso

- Mala evolución en observación
- IR aguda no resuelta en urgencias
- Broncoespasmo intenso que no responde al tratamiento inicial
- IR crónica agudizada de intensidad moderada o grave en un enfermo no terminal, especialmente si es el primer episodio, hay hipoventilación marcada, enfermedad grave asociada o causa desencadenante que requiere ingreso

Tratamiento inicial

- *IR aguda en un enfermo sin afección respiratoria previa:*
  - Descartar obstáculo en la vía aérea. Si es así, realizar la maniobra de Heimlich
  - Oxígeno a alto flujo
  - Tratamiento de la causa
- *Broncoespasmo:*
  - Broncodilatadores: salbutamol o terbutalina inhalados. Repetir si no hay respuesta. En ausencia de mejoría administrar salbutamol 0,25-0,5 mg s.c. o i.v. lentamente. Si persiste gravedad, aminofilina i.v. 5,6 mg/kg en 100 cc de suero glucosado a pasar en 20 min y continuar con infusión de 0,5-0,9 mg/kg/h
  - Metilprednisolona 40 mg/6-8 h i.v., si el enfermo tomaba corticoides, tiene asma extrínseca o el broncoespasmo es grave
- *IR crónica agudizada:*
  - Oxígeno para mantener una saturación del 90% (o PO_2 de 60 mmHg)
  - Hidratación adecuada. Sangría si el hematocrito > 65%
  - Tratar la causa desencadenante. Antibióticos si no se conoce
  - Tratar la enfermedad de base
  - Broncodilatadores: bromuro de ipratropio, salbutamol o terbutalina. Aminofilina i.v.

ACTUACIÓN ANTE UNA AGUDIZACIÓN DE LA ENFERMEDAD PULMONAR OBSTRUCTICA CRÓNICA

Manuel S. Moya Mir y M.ª Luisa Cigüenza Fuster

Exploraciones complementarias iniciales

- Hemograma
- Bioquímica (glucosa, urea, creatinina e iones)
- Gasometría arterial
- ECG
- Radiografía de tórax

Dejar en observación de urgencias

- Exacerbación de la EPOC de intensidad moderada para ver la respuesta al tratamiento o si existe hipoxemia menor de 50 mmHg y no tiene oxígeno domiciliario o se debe a causa desencadenante reversible en pocas horas

Ingreso

- Mala evolución en observación
- No hay mejoría con el tratamiento adecuado
- Existe insuficiencia respiratoria con hipoxemia refractaria, hipercapnia con repercusión clínica, acidosis grave no compensada o trabajo respiratorio marcado
- La causa desencadenante requiere ingreso hospitalario
- Existe comorbilidad agravada que requiere ingreso

Tratamiento inicial

- Oxígeno para mantener una saturación del 90% (o una PO_2 de 60 mmHg)
- Hidratación adecuada. Sangría si el hematocrito es > 65%
- Tratar la causa desencadenante
- Broncodilatadores: bromuro de ipratropio, salbutamol o terbutalina
- Si hay exacerbación grave: metilprednisolona 40 mg/8 h/durante 3 días y aminofilina i.v.
- Antibióticos si hay dos de los tres criterios de Anthonisen, exacerbación grave o edad superior a 65 años (Tabla VI)

Tabla VI. Selección del antibiótico en la agudización de la enfermedad pulmonar obstructiva crónica

Grupo	FEV_1	Factores de riesgo	Gérmenes	Antibiótico	Alternativa	Duración
I	>50%	Sin comorbilidad	*H. influenzae* *S. pneumoniae* *M. catarrhalis*	Amoxicilina-ácido clavulánico[2]	Cefditorén[2] Mexifloxacino Levofloxacino	5-7 días
		Con comorbilidad	*H. influenzae*	Moxifloxacino	Amoxicilina-ácido	5-7 días clavulánico[3]
II	<51%	Sin riesgo[1] de *P. aeruginosa*	*S. pneumoniae* Enterobacterias	Levofloxacino[3]		
		Con riesgo[1] de *P. aeruginosa*	Los mismos + *P. aeruginosa*	Levofloxacino Ciprofloxacino	β-lactámico activo frente a *P. aeruginosa*[4]	10 días

[1] El riesgo de infección por *Pseudomonas aeruginosa* existe cuando el paciente ha recibido antibiótico en los 3 meses anteriores o en más de cuatro ocasiones en el año anterior.

[2] Amoxicilina-ácido clavulánico 2.000/125 mg/12 h. Cefditorén 400 mg/12 h. En caso de alergia a penicilina, se puede dar azitromicina 500 mg/24 h durante 3 días.

[3] En enfermos que quedan en observación u hospitalizados hay que valorar el tratamiento intravenoso (levofloxacino 500 mg/24 h), amoxicilina-ácido clavulánico 1.000/200 mg/8 h.

[4] Pueden utilizarse ceftazidima, cefepima, piperacilina-tazobactam, imipenem o meropenem.

ACTUACIÓN ANTE UN DERRAME PLEURAL

Rosario Salgado Marqués

Exploraciones complementarias iniciales

- Hemograma
- Radiografía de tórax
- Gasometría arterial, si hay disnea
- Toracocentesis diagnóstica, si está indicada

Dejar en observación de urgencias

- Tras una toracocentesis diagnóstica, a la espera de resultados que puedan modificar la decisión de ingreso o de alta hospitalaria

Ingreso

- Causa que requiera ingreso *per se*
- Necesidad de toracocentesis repetidas en poco tiempo
- Colocación de tubo de tórax
- Derrame pleural de causa desconocida y enfermedad grave asociada

Tratamiento inicial

- Toracocentesis evacuadora, si hay compromiso respiratorio
- Tubo de tórax, en determinados casos (empiema y hemotórax)
- Codeína, si hay dolor
- Etiológico, si se conoce la causa

ACTUACIÓN ANTE UN NEUMOTÓRAX

Andrés Varela Ugarte, David Gómez de Antonio y José Luis del Campo-Cañaveral

Exploraciones complementarias iniciales

- Radiografía de tórax
- Gasometría arterial, si hay insuficiencia respiratoria previa, disnea o saturación de oxígeno < 90%

Dejar en observación de urgencias

- Duda terapéutica (colapso del 20%)

Ingreso

- Mala evolución en observación
- Colocación de tubo de tórax
- Existencia de complicaciones (neumotórax a tensión e hidroneumotórax)

Tratamiento inicial

- Evacuación, si el colapso pulmonar es mayor del 20%
- Reposo y codeína en un neumotórax mínimo

ACTUACIÓN ANTE EL HIPO

Rosario Salgado Marqués

Exploraciones complementarias iniciales

- *Si el hipo es agotador y no hay orientación por la historia:*
  - Hemograma
  - Ionograma, glucosa, urea y creatinina
  - Radiografía de tórax y abdomen
  - Ecografía abdominal

Dejar en observación de urgencias

- Si es necesario comprobar la respuesta al tratamiento y ésta se retrasa

Ingreso

- Diagnóstico de enfermedad que requiera ingreso *per se*

Tratamiento inicial

- Maniobras vagales
- Baclofeno 5 mg/8-12 h e ir aumentando hasta un máximo de 60 mg/día
- Clorpromazina 25-50 mg i.m. y luego 50-60 mg/día oral o metoclopramida 10 mg i.v. o i.m. y luego 10-40 mg/día oral

ACTUACIÓN ANTE UNA INSUFICIENCIA RENAL AGUDA

Beatriz Sánchez Sobrino, Mercedes Acebo Ribó y Ester Rubio González

Exploraciones complementarias iniciales

- Hemograma, iones, glucosa, urea y creatinina
- Gasometría venosa
- Orina y sedimento urinario
- Osmolaridad e iones en la orina
- Radiografía de tórax y abdomen
- Ecografía

Dejar en observación de urgencias

- Algunos casos de IRA prerrenal leve que pueden mejorar rápidamente con rehidratación i.v.

Ingreso

- Mala evolución en observación
- Todos los demás casos de insuficiencia renal aguda

Tratamiento inicial

- Tratar las urgencias vitales (hiperpotasemia, edema agudo de pulmón y acidosis grave)
- Tratamiento etiológico:
  - IRA prerrenal: reposición de volumen. Si persiste la oliguria, administrar dopamina; si hay *shock* y si la presión arterial es > 90 mmHg, valorar la administración de furosemina 125-250 mg i.v.
  - IRA obstructiva: tratar la obstrucción
  - IRA parenquimatosa: tratar la causa
- Tratar las complicaciones
- Valorar la diálisis

ACTUACIÓN ANTE UNA ALTERACIÓN DEL SODIO O DEL POTASIO

José L. Martínez Melga y José M. Borrallo Pérez

Exploraciones complementarias iniciales

- Iones, glucosa, urea y creatinina
- Iones en orina
- Osmolaridad en plasma y orina
- Gasometría en alteraciones del K^+
- ECG

Dejar en observación de urgencias

- Hiponatremia asintomática de causa desconocida o solucionable en pocas horas
- Hipernatremia de causa conocida que puede solucionarse en pocas horas
- Hiperpotasemia sintomática de causa conocida que puede solucionarse en pocas horas
- Hiperpotasemia moderada asintomática
- Hipopotasemia moderada

Ingreso

- Mala evolución en observación
- Hipernatremia de causa desconocida o por causa que requiere ingreso *per se*
- Hiponatremia sintomática
- Hipopotasemia por causa que requiere ingreso *per se*
- Hipopotasemia o hiperpotasemia grave o por causa que requiere ingreso

Tratamiento inicial

- *Hiponatremia:* asintomática, suero salino al 0,9%; sintomática o Na^+ < 110-115 mEq/l, suero salino hipertónico
- *Hipernatremia:* corregir déficit de agua; si hay exceso de volumen, diuréticos; si hay insuficiencia renal, diálisis. Tratamiento etiológico
- *Hipopotasemia:* citrato o aspartato potásico oral; ClK i.v. sin pasar de 20 mEq/l. Tratamiento etiológico
- *Hiperpotasemia:* resín-calcio 15-30 g oral; 250 ml de glucosa al 20% + 15-20 UI de insulina normal; 50-150 ml de bicarbonato 1 molar i.v. en 30 min; salbutamol 0,5 mg i.v. en 15 min o 20 mg nebulizado; gluconato cálcico 10 ml en 10 min; furosemida 40 mg i.v. Diálisis

ACTUACIÓN ANTE UNA ALTERACIÓN ÁCIDO-BASE

Miguel A. Romero Ortega, Carlos Chamorro Jambrina y Bárbara Baladín Moreno

Exploraciones complementarias iniciales

- Gasometría, preferentemente arterial
- Bioquímica en sangre: Na, K, Cl, urea, creatinina y glucemia. En acidosis metabólicas, hay que medir también osmolalidad plasmática, ácido láctico y CPK
- Bioquímica en orina: orina elemental, pH, sedimento e iones (Na, K y Cl)
- Hemograma
- Radiografía de tórax
- Electrocardiograma
- Guardar una muestra de sangre y orina para la determinación de tóxicos si se sospecha intoxicación

Dejar en observación de urgencias

- Alteración moderada-grave de causa conocida y reversible en pocas horas

Ingreso

- Alteración moderada-grave de causa desconocida
- Alteración por causa conocida que requiere ingreso *per se*
- Mala evolución en observación

Tratamiento inicial

- Acidosis metabólica
  - Etiológico
  - En acidemias graves, bicarbonato 1 M i.v.
  - Déficit de HCO_3^- = 0,5 × peso (kg) × (HCO_3^- deseado - HCO_3^- actual)
  - Control gasométrico a los 30 min de finalizar el aporte
- Alcalosis metabólica
  - Etiológico
  - Alcalosis con hipovolemia (sensibles al cloro): suero salino y potasio. Monitorizar el pH en la orina
  - En pacientes con insuficiencia cardíaca, hepática, renal y enfermedad pulmonar obstructiva crónica, valorar la acetazolamida (250-375 mg/12-24 h oral)
- Acidosis respiratoria
  - Etiológico (v. «Insuficiencia respiratoria»)
  - Oxigenoterapia
  - Valorar la necesidad de ventilación mecánica
- Alcalosis respiratoria
  - Etiológico

ACTUACIÓN ANTE UNA UROPATÍA OBSTRUCTIVA

David Vázquez Alba e Ignacio Sola Galarza

Exploraciones complementarias iniciales

- Cateterismo uretrovesical
- Hemograma, iones, glucosa, urea, creatinina, orina y sedimento
- *Si no se obtiene orina, hay fiebre y/o afectación importante del estado general, realizar también* radiografía de abdomen y ecografía abdominal
- *Avisar al urólogo* si hay fiebre, insuficiencia renal o dilatación renal y en cualquier situación que precise ingreso

Dejar en observación de urgencias

- Retención con marcada diuresis postsondaje que haga pensar en el desarrollo de poliuria desobstructiva o hematuria
- Dolor intenso que no responde al tratamiento inicial. Afectación importante del estado general
- Insuficiencia renal transitoria
- Comorbilidad grave

Ingreso

- Mala evolución en observación
- Fiebre o sospecha de sepsis
- Poliuria desobstructiva
- Insuficiencia renal que no mejora en observación
- Traumatismo renal previo a la anuria
- Dolor que no responde a tratamiento
- Necesidad de derivación del tracto urinario superior

Tratamiento inicial

- Cateterismo urovesical
- Analgesia
- Derivación urinaria si hay insuficiencia renal, infección urinaria no controlable, anuria obstructiva y dolor intratable
- Etiológico

ACTUACIÓN ANTE UNA HEMATURIA NO TRAUMÁTICA

Claudio Martínez Ballesteros e Ignacio Sola Galarza

Exploraciones complementarias iniciales

- Hemograma, iones, urea glucosa y creatinina
- Coagulación
- Orina y sedimento urinario
- Radiografía de abdomen
- *Llamar al urólogo si hay:*
  - Retención urinaria
  - Obstrucción de la sonda por coágulos
  - Tratamientos antiagregantes o anticoagulantes
  - Recurrencia de la hematuria
  - Cirugía o manipulación urológica previa conocida
  - Anemización
  - Inestabilidad hemodinámica

Dejar en observación de urgencias

- Anemia
- Hipotensión
- Retención urinaria por coágulos
- Persistencia de la hematuria
- Hematuria + anticoagulación

Ingreso

- Mala evolución en observación
- Etiología que requiera ingreso

Tratamiento inicial

- Forzar la diuresis aumentando la ingesta o infusión de líquidos
- Sondaje vesical si hay obstrucción
- Tratamiento etiológico

ACTUACIÓN ANTE UN ESCROTO AGUDO

David Vázquez Alba e Ignacio Sola Galarza

Exploraciones complementarias iniciales

- *Siempre:*
  - Orina elemental/sedimento
  - Cultivo de orina
- *Si hay afectación del estado general:*
  - Hemograma
  - Bioquímica
  - Hemocultivos
  - Radiografía de tórax y de abdomen
- *Si hay duda diagnóstica:*
  - Ecografía-Doppler/gammagrafía testicular
- *Avisar al urólogo si hay:*
  - *a)* Sospecha de torsión del cordón espermático
  - *b)* Sospecha de absceso
  - *c)* Mala evolución tras el tratamiento
  - *d)* Duda clínica

Dejar en observación de urgencias

- Afectación importante del estado general
- Absceso. Bacteriemia
- Comorbilidad grave con posibilidad de descompensación

Ingreso

- Mala evolución en observación
- Sepsis
- Torsión testicular

Tratamiento inicial

- Etiológico
- *Orquiepididimitis:* reposo y suspensorio. Antiinflamatorio no esteroideo + antibiótico (según edad y actividad sexual)
- *Torsión del cordón espermático:* cirugía urgente. Se puede intentar previamente la detorsión para aliviar el dolor

ACTUACIÓN ANTE UN CÓLICO NEFRÍTICO

David Vázquez Alba e Ignacio Sola Galarza

Exploraciones complementarias iniciales

- Hemograma, urea y creatinina
- Orina y sedimento urinario
- Radiografía de abdomen

Dejar en observación de urgencias

- Dolor que no cede con tratamiento habitual
- Vómitos que impiden una hidratación adecuada
- Cálculo de más de 8 mm
- Cólico nefrítico en paciente monorrenos
- Historia urológica previa compleja

Ingreso

- Mala evolución en observación
- Fiebre
- Insuficiencia renal
- Trombosis de la vena o arteria renal
- Ecografía con compresión ureteral extrínseca o masa renal

Tratamiento inicial

- Antiinflamatorio no esteroideo i.m. (diclofenaco 75 mg, ketorolaco 30 mg, metamizol 2 g o dexketoprofeno 50 mg)
- Si no cede, administrarlo por vía i.v. (preferible ketorolaco o dexketoprofeno) o asociar AINE + metamizol i.v. o cambiar a tramadol o meperidina
- Abundantes líquidos
- Calor local
- Si hay vómitos intensos, administrar líquidos i.v. y metoclopramida 10 mg i.v.

ACTUACIÓN ANTE UN TRAUMATISMO GENITOURINARIO

Claudio Martínez Ballesteros e Ignacio Sola Galarza

Exploraciones complementarias iniciales

- Hemograma
- Iones, glucosa, urea y creatinina
- Coagulación
- Orina elemental y sedimento urinario
- Radiografía de abdomen
- Ecografía

Dejar en observación de urgencias

- Traumatismo renal no penetrante hemodinámicamente estable con hematuria microscópica y lesiones en la ecografía, a la espera de la TC
- Traumatismo vesical con microhematuria
- Algunos traumatismos testiculares y escrotales para el control del dolor

Ingreso

- Mala evolución en observación
- Traumatismo renal no penetrante con lesiones en la TC que requieren ingreso
- Traumatismo renal penetrante
- Traumatismo vesical con macrohematuria o lesiones óseas pélvicas
- Traumatismo ureteral
- Traumatismo uretral
- Traumatismo peneano, escrotal o testicular que necesita intervención quirúrgica con anestesia general

Tratamiento inicial

- Analgesia
- Según tipo de traumatismo

ACTUACIÓN ANTE EL PRIAPISMO

David Vázquez Alba e Ignacio Sola Galarza

Exploraciones complementarias iniciales

- *Siempre:* hemograma, iones, glucosa, urea, creatinina y estudio de coagulación
- *Si hay una evolución de más de 3 h y no responde a medidas físicas y fármacos orales:* gasometría cavernosa y ecografía-Doppler peneana

Dejar en observación de urgencias

- Enfermo sin indicación quirúrgica inicial para ver la respuesta al tratamiento

Ingreso

- Mala evolución en observación
- Indicación quirúrgica o de embolización

Tratamiento inicial

- Frío local
- Hidratación
- Analgesia
- Ansiolíticos
- *Si con ello no hay respuesta* hay que avisar al urólogo para:
  - Punción de cuerpos cavernosos, si hay menos de 8 h de evolución; si hay más tiempo, drenaje con anestesia local

ACTUACIÓN ANTE UN DOLOR ABDOMINAL

Manuel S. Moya Mir y Noelia Escamilla Fernández

Exploraciones complementarias iniciales

- Hemograma
- Ionograma, glucosa, urea, creatinina y amilasa
- Perfil hepático, creatinfosfocinasa o troponina en algunos casos
- Coagulación si hay sepsis o parece quirúrgico
- Test de embarazo si existe posibilidad de gestación
- Radiografía de tórax y abdomen
- ECG, si el dolor se localiza en epigastrio

Observación de urgencias

- No hay diagnóstico
- Sospecha diagnóstica que requiere exploración complementaria no disponible inmediatamente

Ingreso

- Mala evolución en observación
- Tratamiento quirúrgico
- Diagnóstico de enfermedad que requiere ingreso

Tratamiento inicial

- Valorar la cirugía
- Tratamiento del *shock,* si existe
- Analgesia, después de la exploración física, si el dolor es intenso (tramadol, 50 mg i.m. o i.v.)

ACTUACIÓN ANTE VÓMITOS

Cristina Bermejo Boixereu

Exploraciones complementarias iniciales

Si no hay orientación diagnóstica:

- Hemograma
- Ionograma, urea, creatinina y glucosa
- En vómitos de intensidad significativa, aunque se conozca la causa: amilasa, pH venoso, calcemia y enzimas miocárdicas
- Test de embarazo
- Radiografía de abdomen

Dejar en observación de urgencias

- Vómitos muy frecuentes que impiden una hidratación adecuada

Ingreso

- Mala evolución en observación
- Deshidratación grave u otras complicaciones (Síndrome de Mallory-Weis, rotura esofágica o neumonía por aspiración)
- Diagnóstico de enfermedad causal que requiere ingreso

Tratamiento inicial

- Etiológico, si se conoce la causa
- Hidratación y corrección de alteraciones electrolíticas
- Tratamiento de las complicaciones
- Antieméticos: metoclopramida 10 mg oral antes de cada comida o 10 mg/8 h i.v.; clorpromazina 12,5-25 mg/6-8 h oral o i.m.; prometazina 12,5-25 mg/4-6 h oral, i.m. o i.v. En embarazo: doxilamina-B_6: 1 comprimido/8 h. Tras quimioterapia: ondansetrón 8 mg/12 h oral o i.v.; granisetrón 3 mg/12 h i.v. o 1 mg/12 h oral.

ACTUACIÓN ANTE UNA OBSTRUCCIÓN INTESTINAL

Matías Cea Soriano y Jesús García Schiever

Exploraciones complementarias iniciales

- Hemograma
- Ionograma, glucosa, urea y creatinina
- Amilasa si hay íleo paralítico
- Coagulación
- Radiografía de tórax y abdomen, simple y en bipedestación

Dejar en observación de urgencias

- Obstrucción mecánica que se espera que desaparezca en 24 h con tratamiento conservador

Ingreso

- Mala evolución en observación
- Íleo paralítico o espástico
- Íleo mecánico que no se espera que mejore con tratamiento conservador
- Necesidad de cirugía urgente

Tratamiento inicial

- Tratamiento conservador (sonda nasogástrica y fluidoterapia i.v.) en obstrucción parcial del intestino delgado, obstrucción por adherencias, postoperatorio reciente, carcinomatosis, enteritis postirradiación, inflamación que puede mejorar con tratamiento específico e íleo paralítico
- Tratamiento específico del síndrome de Ogilvie, vólvulo y tumor de colon
- Cirugía en el resto de los casos de íleo

ACTUACIÓN ANTE UNA HEMORRAGIA DIGESTIVA ALTA

Jerónimo Iborra Herrera y José L. Calleja Panero

Exploraciones complementarias iniciales

- Hemograma, ionograma, urea, creatinina y glucosa
- Estudio de coagulación
- Pruebas cruzadas

Dejar en observación de urgencias

- Enfermo estable, sin sangrado activo y hemoglobina normal
- HDA dudosa

Ingreso

- Todas las HDA que no deban estar en observación
- Mala evolución en observación o diagnóstico, al hacer la endoscopia, de una causa que requiere ingreso

Tratamiento inicial

- Estabilización hemodinámica; administrar suero salino o coloides. Transfundir concentrado de hematíes, si está indicado
- Omeprazol 80 mg en bolo, y seguir con 8 mg/h i.v. o:
- *Ante la sospecha de rotura de varices esofágicas:*
  - Somatostatina 250 µg en bolo seguido de perfusión de 3 mg/12 h o terlipresina 2 mg/4 h en bolo i.v.
  - Tratamiento endoscópico cuando sea posible
  - Valorar la cirugía

ACTUACIÓN ANTE UNA HEMORRAGIA DIGESTIVA BAJA

M.ª Isabel Vera Mendoza y José L. Calleja Panero

Exploraciones complementarias iniciales

- Hemograma, ionograma, urea, creatinina y glucosa
- Estudio de coagulación
- Pruebas cruzadas

Dejar en observación de urgencias

- Hemorragia leve con hemoglobina normal, a la espera de endoscopia

Ingreso

- Mala evolución en observación o diagnóstico, al hacer la endoscopia, de una causa que requiere ingreso
- Hemorragia grave o moderada
- Hemorragia leve con anemia y ausencia de diagnóstico etiológico

Tratamiento inicial

- Estabilización hemodinámica; administrar suero salino o coloides
- Transfundir concentrado de hematíes, si está indicado
- Tratamiento etiológico: si no se conoce la causa y hay inestabilidad hemodinámica, valorar la cirugía

ACTUACIÓN ANTE UN DOLOR ANAL AGUDO

Antonio Gil Pérez y Matías Cea Soriano

Exploraciones complementarias iniciales

- Exploración anal. Bajo anestesia, si es preciso
- Radiografía de abdomen en cuerpos extraños

Dejar en observación de urgencias

- Absceso perianal de gravedad moderada
- Cuerpos extraños extraídos

Ingreso

- Mala evolución en observación
- Trombosis hemorroidal interna
- Absceso perianal grave complicado
- Cuerpos extraños
- Traumatismos

Tratamiento inicial

- Según la causa. Generalmente analgesia y cirugía

ACTUACIÓN ANTE UNA COLECISTITIS AGUDA

Carmen Maínez Saiz

Exploraciones complementarias iniciales

- Hemograma
- Iones, amilasa, creatinina, urea y glucosa
- Coagulación
- Radiografía de tórax y abdomen
- Ecografía

Dejar en observación de urgencias

- Nunca, salvo sospecha de cólico biliar no complicado que no responde inicialmente al tratamiento

Ingreso

- Mala evolución en observación
- Siempre que se establezca el diagnóstico de colecistitis aguda

Tratamiento inicial

- Cirugía urgente o urgente diferida si lleva menos de 5 días de evolución, colecistitis enfisematosa, deterioro clínico, empiema, perforación, absceso, íleo biliar, anciano y diabético
- Si no se interviene: dieta absoluta, líquidos i.v., analgésicos (metamizol, dexketoprofeno, ketorolaco o tramadol) y antibióticos i.v. (cefotaxima 1-2 g/8 h, amoxicilina-ácido clavulánico 2.000/200 mg/8 h o ertapenem 1 g/24 h). En colecistitis graves o con factores de riesgo: piperacilina-tazobactam 4/0,5 g/6 h i.v. o imipenem 1 g/8 h i.v. o meropenem 1 g/8 h i.v.

ACTUACIÓN ANTE UNA PANCREATITIS AGUDA

César Cerezo Olmos y Sergio Calabrese Sánchez

Exploraciones complementarias iniciales

- Hemograma
- Iones, calcio, amilasa, creatinina, urea y glucosa
- Coagulación
- Radiografía de tórax y abdomen
- Gasometría arterial si hay disnea, hipotensión o derrame pleural

Dejar en observación de urgencias

- Duda diagnóstica

Ingreso

- Siempre

Tratamiento inicial

- Dieta absoluta. Valorar sonda nasogástrica y aspiración
- Analgesia: metamizol, tramadol o meperidina
- Fluidoterapia i.v., infundiendo al menos 3.000 ml/24 h
- Profilaxis de hemorragia digestiva en casos graves
- Tratamiento de las complicaciones

ACTUACIÓN ANTE UNA ASCITIS

Elena Navarrete García y José Luis Calleja Panero

Exploraciones complementarias iniciales

En el primer episodio:

- Hemograma, iones, glucosa, creatinina, urea y estudio de coagulación
- Radiografía de tórax y abdomen
- Análisis del líquido ascítico
- Hemocultivo y urocultivo si hay fiebre
- Orina (iones y sedimento)
- Ascitis ya diagnosticada: no hacer exploraciones complementarias

Dejar en observación de urgencias

- Fiebre sin neutrofilia en el líquido ascítico (no en el primer episodio)

Ingreso

- Primer episodio de ascitis
- Peritonitis

Tratamiento inicial

- *Primer episodio:* restricción de sal, espironolactona 100-200 mg/día y furosemida 40-80 mg/día
- *Refractaria:* paracentesis evacuadora. Si hay más de 5 l, infundir albúmina (8 g/l evacuado)
- *Peritonitis espontánea:* cefotaxima 2 g/8 h i.v. durante 5 días

ACTUACIÓN ANTE UNA ENCEFALOPATÍA PORTAL

Amparo Gómez Cruz y Juan C. Martín Gutiérrez

Exploraciones complementarias iniciales

- Hemograma
- Glucemia, iones, creatinina, urea y transaminasas
- Coagulación
- Radiografía de tórax
- Hemocultivos y urocultivo
- Bioquímica y cultivo de líquido ascítico

Dejar en observación de urgencias

- Estadíos 1-2, con desencadenante claro

Ingreso

- Estadío 3-4
- Causa indeterminada
- Mala evolución en observación

Tratamiento inicial

- En estadío 3-4, medidas de sostén habituales de paciente comatoso
- Tratar factores desencadenantes. Suspender diuréticos. Dieta pobre en proteínas
- Lactulosa 30 ml/6 h oral o 300 ml/6-12 h en enema. Puede sustituirse por lactitol 10-20 g/8 h
- Paromomicina 15 ml/6 h o rifaximina 400 mg/8 h
- Si hay agitación, prometazina i.m.

ACTUACIÓN ANTE UNA ICTERICIA

Valentín Cuervas-Mons Martínez y Pedro Durán del Campo

Exploraciones complementarias iniciales

- Hemograma
- Bilirrubina, transaminasas y amilasa
- Actividad de protrombina
- Análisis de orina elemental y sedimento
- Ecografía

Dejar en observación de urgencias

- Actividad de protrombina muy baja como único dato de hepatitis aguda de mal pronóstico

Ingreso

- Mala evolución en observación
- Dilatación de la vía biliar
- Insuficiencia hepática aguda grave
- Hepatopatía crónica descompensada con encefalopatía, peritonitis y hemorragia digestiva
- Sepsis y colangitis
- Causa de ictericia que requiere ingreso *per se*

Tratamiento inicial

- Hidratación. Retirar la medicación hepatotóxica no imprescindible. Antihistamínicos o colestiramina, si hay prurito
- Tratamiento etiológico

ACTUACIÓN ANTE UNA ANEMIA

Juan A. Vargas Núñez

Exploraciones complementarias iniciales

- Hemograma
- Ionograma, glucosa, urea y creatinina
- Coagulación
- Pruebas cruzadas

Dejar en observación de urgencias

- Transfusiones en anemias crónicas de causa conocida y sintomática

Ingreso

- Mala evolución en observación
- Anemia aguda
- Anemia crónica grave, sintomática, de causa desconocida o con patología concomitante

Tratamiento inicial

- Tratar la hipovolemia
- Transfundir dos concentrados de hematíes si la hemoglobina es < 7-8 g/dl, según contexto clínico

ACTUACIÓN ANTE UNA DIÁTESIS HEMORRÁGICA

Santiago Gil García

Exploraciones complementarias iniciales

- Hemograma
- Bioquímica urgente
- Tiempo de obturación (si las plaquetas ≥ 80 × 10^9/l)
- Tiempo de protrombina
- Tiempo de trombina
- Tiempo de tromboplastina parcial activada
- Fibrinógeno

Dejar en observación de urgencias

- Algunos déficits de factores o trombocitopenias, con sangrado leve

Ingreso

- Mala evolución en observación
- Sangrado grave o potencialmente grave

Tratamiento inicial

- Según la alteración

ACTUACIÓN ANTE UNA HIPOGLUCEMIA

Carlos García Zubiri y Laura Ferrer Armengou

Exploraciones complementarias iniciales

- BM test
- Hemograma, ionograma, glucosa, urea y creatinina
- Obtener sangre para hormonas tiroideas, cortisol, insulina y péptido C, si la causa es desconocida, y congelarla

Dejar en observación de urgencias

- Hipoglucemia secundaria a insulina de acción prolongada
- Hipoglucemia secundaria a antidiabéticos orales

Ingreso

- Mala evolución en observación
- Causa desconocida
- Hipoglucemia secundaria a causa que requiere ingreso *per se*

Tratamiento inicial

- Asegurar ABC
- Administrar glucosa por vía oral (GLUC-UP 15 g que se puede repetir a los 15 minutos) si es factible
- Tiamina 100 mg i.m./i.v. en alcohólicos o malnutridos
- Glucosmón (al 50%), 1-2 ampollas i.v.; glucagón 1 mg i.m. si no hay vía venosa disponible
- Perfusión de glucosa al 10% para mantener una glucemia >100 mg/dl
- Iniciar tratamiento de enfermedad subyacente grave

ACTUACIÓN ANTE UNA CETOACIDOSIS DIABÉTICA

Blanca Gutiérrez Parrés

Exploraciones complementarias iniciales

- Hemograma
- Iones (sodio, potasio y cloro), glucosa, urea y creatinina
- Orina elemental y sedimento urinario
- Gasometría venosa (arterial en presencia de hipoxemia)
- Radiografía de tórax
- ECG
- Hemocultivos si hay fiebre y urocultivo si se sospecha infección del tracto urinario

Dejar en observación de urgencias

- No

Ingreso

- Siempre. Valorar el ingreso en la UCI

Tratamiento inicial

- *Reposición de volumen:* comenzar con 1.000 ml/h de suero salino fisiológico (al 0,9%) las dos primeras horas y seguir con 500 ml/h de suero salino al 0,9 o 0,45% en las 2-4 h siguientes. Al bajar la glucemia a 250 mg/dl, añadir glucosa (suero glucosalino o glucosado al 5 o al 10%)
- *Insulina regular:* bolo de 0,1-0,2 UI/kg (5-14 UI) i.v. seguido de 0,1 UI/kg/h (preferiblemente en bomba de infusión continua: 50 UI diluidas en 50 ml de suero fisiológico). BMT horario. Cuando la glucemia sea inferior a 250 mg/dl, disminuir la insulina a la mitad e iniciar el aporte de glucosa

  Cuando el bicarbonato sea superior a 15 (y el paciente pueda comer), se puede administrar por vía subcutánea
- *Potasio:* siempre que $K^+ < 5{,}5$ mEq/l (y diuresis)
- *Otras medidas:* utilizar bicarbonato sólo si está indicado (orientativo: 40 mEq si el pH es de 7,0-7,10 y 80 mEq si es <7,0). Tratar la causa desencadenante. Administrar heparina de bajo peso molecular en dosis profilácticas

ACTUACIÓN ANTE UNA SITUACIÓN HIPEROSMOLAR NO CETÓSICA

Alejandro Salinas Botran y José Gómez Moreno

Exploraciones complementarias iniciales

- Hemograma
- Iones (sodio, potasio y cloro), glucosa, urea y creatinina
- Orina elemental y sedimento urinario
- Gasometría venosa (arterial en presencia de hipoxemia)
- Radiografía de tórax
- ECG
- Hemocultivos si hay fiebre y urocultivo si se sospecha infección del tracto urinario

Dejar en observación de urgencias

- No

Ingreso

- Siempre. Valorar el ingreso en la UCI

Tratamiento inicial

- *Reposición de volumen:* véase «Cetoacidosis diabética». Generalmente es necesario administrar más líquidos en la situación hiperosmolar, pero más lentamente (puede monitorizarse mediante la presión venosa central). Inicialmente se emplea suero salino al 0,45% (suero salino fisiológico en caso de hipotensión o $Na^+ < 140$ mEq/l) y posteriormente pueden alternarse. Se añade glucosa (suero glucosalino o glucosado al 5%) al alcanzar una glucemia de 300 mg/dl
- *Insulina regular:* preferiblemente en bomba de infusión continua: (50 UI diluidas en 50 ml de suero fisiológico) a 3-6 UI/h. BMT horario. Cuando la glucemia sea < 300 mg/dl, hay que disminuir la insulina a la mitad e iniciar el aporte de glucosa
- *Potasio:* comenzar su reposición tras comprobar la diuresis (20-30 mEq de ClK/l durante las 3-4 primeras horas si K < 5,5 mEq/l; posteriormente 60-100 mEq/día). Menor ritmo en presencia de insuficiencia renal
- *Otras medidas:* tratar la causa desencadenante. Administrar heparina de bajo peso molecular s.c. en dosis profilácticas

ACTUACIÓN ANTE UNA HIPERCALCEMIA

Ana Noblejas Mozo

Exploraciones complementarias iniciales

- Calcio y calcio iónico
- Sodio, potasio, cloro, creatinina y urea
- Magnesio y fosfato si es posible
- ECG
- Gasometría venosa

Dejar en observación de urgencias

- Hipercalcemia leve-moderada de causa conocida para ver la respuesta inicial al tratamiento

Ingreso

- Mala evolución en observación
- Hipercalcemia leve-moderada con imposibilidad para mantener una hidratación oral adecuada
- Hipercalcemia grave o de causa desconocida

Tratamiento inicial

- *Esquema de tratamiento:*
  - <12 mg/dl: hidratación con suero salino
  - 12-14 mg/dl: hidratación con suero salino y furosemida (si hay insuficiencia cardíaca)
  - >14 mg/dl): hidratación con suero salino, furosemida (si hay insuficiencia cardíaca), calcitonina y zoledronato. Si es >18-20 mg/dl y hay síntomas neurológicos: hemodiálisis
- *Hidratación* con 4-6 l/24 h de suero salino i.v.
- *Furosemina:* 20-40 mg/6-8 h i.v.
- *Metilprednisolona:* 40-100 mg/24 h i.v. No es útil en el hiperparatiroidismo.
- *Calcitonina:* 4 UI/12 h i.m. o s.c.
- *Zoledronato:* 4 mg i.v. en 15 min en dosis única

ACTUACIÓN ANTE UNA HIPOCALCEMIA

César Cerezo Olmos y Sergio Calabrese Sánchez

Exploraciones complementarias iniciales

- Hemograma
- Bioquímica (glucosa, función renal, sodio, potasio, calcio total e iónico, amilasa, proteínas totales y creatinfosfocinasa)
- Gasometría arterial
- ECG

Dejar en observación de urgencias

- Hipocalcemia grave de causa conocida y buena evolución en las primeras horas de tratamiento que no requiere ingreso *per se*

Ingreso

- Mala evolución en observación
- Hipocalcemia grave de causa desconocida
- Hipocalcemia debida a causa que requiere ingreso

Tratamiento inicial

- Gluconato cálcico (ampollas de 45 mg de Ca)
- Cloruro cálcico (ampollas de 270 mg de Ca)
- Administrar 200-300 mg de calcio i.v. en 100 ml de glucosa al 5% a pasar en 15 min y seguir con infusión de 1-2 mg/kg/h hasta conseguir un Ca >7 mg/dl

ACTUACIÓN ANTE UN COMA MIXEDEMATOSO

Tomás Lucas Morante y Miguel Brito Sanfiel

Exploraciones complementarias iniciales

- Hemograma
- Ionograma, glucosa, urea y creatinina
- Tubo de bioquímica para hormonas tiroideas y cortisol
- Gasometría arterial
- Hemocultivos
- Orina elemental y sedimento
- Tóxicos en la orina, si es posible
- ECG
- Radiografía de tórax

Dejar en observación de urgencias

- No

Ingreso

- Sí, si es posible en la UCI

Tratamiento inicial

- Abrigar con mantas
- Canular una vía intravenosa
- Hidrocortisona 100 mg i.v. + hormona tiroidea 300-500 µg i.v. en bolo o por sonda nasogástrica, si no es posible la vía venosa

ACTUACIÓN ANTE UNA CRISIS TIROTÓXICA

Tomás Lucas Morente y Miguel Brito Sanfiel

Exploraciones complementarias iniciales

- Hemograma
- Ionograma, glucosa, urea y creatinina
- Tubo de bioquímica para hormonas tiroideas
- Hemocultivos
- Orina elemental y sedimento
- ECG
- Radiografía de tórax

Dejar en observación de urgencias

- No

Ingreso

- Sí, en la UCI si es posible

Tratamiento inicial

- Oxígeno
- Líquidos intravenosos
- Medidas físicas para la hipertermia + paracetamol 650 mg oral o 1 g i.v.
- Iniciar antitiroideos (metimazol 60-100 mg o propiltiouracilo 600-1.000 mg oral o por sonda nasogástrica)
- Propranolol 1-2 mg i.v. lentos
- Hidrocortisona 1 ampolla de 100 mg i.v. + suero glucosalino
- Tiamina 1 ampolla i.m.
- Yodo, 1 h después de los antitiroideos
- Tratar la causa desencadenante

ACTUACIÓN ANTE UNA INSUFICIENCIA SUPRARRENAL AGUDA

Teresa Álvarez de Espejo Montiel

Exploraciones complementarias iniciales

- Hemograma
- Iones, glucosa, urea y creatinina
- Gasometría venosa
- Sangre para cortisol y ACTH
- Orina elemental y sedimento urinario
- Radiografía de tórax

Dejar en observación de urgencias

- Insuficiencia suprarrenal de causa conocida (no en el primer episodio) y buena respuesta inicial al tratamiento

Ingreso

- Mala evolución en observación
- Primera manifestación de insuficiencia suprarrenal
- Factor desencadenante desconocido
- Mala respuesta inicial al tratamiento
- Situación de *shock* o impresión de gravedad. Preferible en la UCI

Tratamiento inicial

- Reposición de volumen: suero glucosalino 1.000 ml en la primera hora y después según la presión arterial
- Dopamina sólo en situación de *shock*
- Hidrocortisona 100 mg i.v. seguidos de 100 mg/8 h o dexametasona 4-10 mg/24 h
- Tratamiento del factor desencadenante

ACTUACIÓN ANTE UN MAREO Y VÉRTIGO

Antonio Ramos Martínez y Manuel S. Moya Mir

Exploraciones complementarias iniciales

- Hemograma
- Iones, glucosa, urea y creatinina
- ECG
- Tomografía computarizada craneal, en ciertos casos

Dejar en observación de urgencias

- Vómitos que interfieren con una hidratación adecuada
- El enfermo vive solo

Ingreso

- Mala evolución en observación
- Vértigo central de causa no filiada
- Enfermedad causal que requiere ingreso *per se*

Tratamiento inicial

- Etiológico
- En el vértigo periférico: tietilperazina 6,5 g/8 h y betahistina 8 mg/ 8 h. Si hay vómitos, administrar prometazina 50 mg i.v. o i.m. o metoclopramida 10 mg/8 h i.v.

ACTUACIÓN ANTE UNA DISMINUCIÓN DEL NIVEL DE CONCIENCIA

Pablo Tutor de Ureta y Manuel S. Moya Mir

Exploraciones complementarias iniciales

- Glucemia capilar
- Hemograma
- Iones, glucosa, urea, creatinina, calcio, bilirrubina y transaminasas
- Coagulación
- Gasometría arterial o pH venoso
- Orina elemental y sedimento
- Si no hay orientación con anamnesis, exploración física y glucemia capilar: pruebas cruzadas, hemocultivos y urocultivos, alcoholemia y guardar sangre y orina para tóxicos. Valorar hormonas tiroideas, cortisol o carboxihemoglobina
- ECG
- Radiografía de tórax
- TC craneal si hay sospecha de lesión estructural, antes de la punción lumbar o en el coma no aclarado
- Punción lumbar, tras TC craneal, si hay sospecha de meningitis, encefalitis o hemorragia subaracnoidea

Dejar en observación de urgencias

- Causa conocida y reversible en pocas horas

Ingreso

- Mala evolución en observación
- Causa desconocida
- Causa conocida que requiere ingreso

Tratamiento inicial

- Mantener la vía aérea permeable. Mantener la ventilación (intubar si es necesario) y la presión arterial
- Si hay signos de hipertensión intracraneal administrar manitol al 20% 500 ml en 20-30 min y dexametaxona 10 mg i.v.
- Tratamiento etiológico
- Si no se conoce la causa: glucosa hipertónica, tiamina, naloxona o flumazenil ante la mínima posibilidad de hipoglucemia, síndrome de Wernicke y sobredosis de opioides o de benzodiazepinas (véase antídotos en «Actuación ante una intoxicación»)

ACTUACIÓN ANTE UNA CEFALEA O ALGIA FACIAL

Carlos Escamilla Crespo

Exploraciones complementarias iniciales

- Según sospecha diagnóstica
- TC craneal, si se acompaña de alteración de conciencia o focalidad neurológica o es un primer episodio de cefalea intensa repentina o un primer episodio de aura migrañosa
- Punción lumbar si hay fiebre y rigidez de nuca o rigidez sola con TC normal
- Velocidad de sedimentación eritrocitaria, si se sospecha arteritis de la temporal

Dejar en observación de urgencias

- Cefalea intensa repentina sin diagnóstico

Ingreso

- Mala evolución en observación
- Cefalea de causa que requiere ingreso *per se*

Tratamiento inicial

- Etiológico salvo en las cefaleas primarias:
  - *Migraña:* leve: antiinflamatorio no esteroideo. Moderada-intensa; triptán oral o intranasal. En estado migrañoso, sumatriptán subcutáneo. Si no cede, prednisona 60 mg/día en pauta descendente de 7 días
  - *Cefalea en racimos:* oxígeno a alto flujo durante 10 min. Si no cede, sumatriptán subcutáneo o triptán intranasal. Si persiste, prednisona
  - *Hemicránea paroxística crónica:* indometacina 25 mg/8 h
  - *Neuralgia:* carbamazepina 100 mg/8 h e ir aumentando hasta 200 mg/8 h, oxcarbazepina, gabapentina o pregabalina

ACTUACIÓN ANTE UNA CRISIS EPILÉPTICA

Alejandra Peláez Hidalgo y Elvira García Cobos

Exploraciones complementarias iniciales

- Hemograma
- Ionograma, glucosa, urea, creatinina y calcio
- ECG
- Radiografía de tórax
- TC craneal si es la primera crisis
- Gasometría arterial en estado epiléptico

Dejar en observación de urgencias

- Más de una crisis en 24 horas en un epiléptico tratado
- Crisis por privación alcohólica

Ingreso

- Mala evolución en observación
- Estado epiléptico. Valorar la UCI

Tratamiento inicial

- Mantener la vía aérea permeable. Evitar lesiones
- Convulsión febril en niños: bajar la temperatura y tranquilizar a los padres
- Crisis por privación alcohólica: glucosa hipertónica (si es posible la vía oral se puede administrar GLUC-UP 15 g que se puede repetir a los 15 minutos) y 100 mg tiamina ; el resto como en el *delirium tremens*
- Si está indicado comenzar tratamiento: elegir el antiepiléptico más adecuado, según tipo de crisis, edad y patología asociada
- En estado epiléptico: glucosa hipertónica, tiamina, tratar la causa desencadenante y diazepam 10 mg i.v. lentos hasta el cese de la convulsión; se puede repetir. Al mismo tiempo, levetiracetam 1.000-2.000 mg i.v. en 15 min, ácido valproico 20-40 mg/kg en bolo i.v. o difenilhidantoína 1.000 mg i.v. en 20 min

ACTUACIÓN ANTE UNA PARÁLISIS FACIAL PERIFÉRICA

Elvira García Cobos y Alejandra Peláez Hidalgo

Exploraciones complementarias iniciales

- Recomendable:
  - Hemograma
  - Glucemia
  - Radiografía de tórax

Dejar en observación de urgencias

- No

Ingreso

- No

Tratamiento inicial

- Oclusión nocturna del ojo afectado, lágrimas artificiales y pomada epitelizante ocular
- Prednisona 40-60 mg/24 h en pauta descendente durante 10 días
- Si parece zóster ótico, añadir valaciclovir 1.000 mg/8 h, famciclovir 250 mg/8 h o brivudina 125 mg/24 h

ACTUACIÓN ANTE UNA PARÁLISIS SIMÉTRICA

Alejandra Peláez Hidalgo y Elvira García Cobos

Exploraciones complementarias iniciales

- *En el síndrome de Guillain-Barré:*
  - Punción lumbar si lleva varios días de evolución
- *En una paraparesia:*
  - Resonancia magnética, tomografía computarizada o mielografía
- *En el empeoramiento de la miastenia:*
  - Hemograma
  - Iones, urea, creatinina y glucosa
  - Orina elemental y sedimento
  - ECG
  - Radiografía de tórax

Dejar en observación de urgencias

- No

Ingreso

- Siempre. Valorar la UCI en caso de síndrome de Guillain-Barré y miastenia

Tratamiento inicial

- Mantener la vía aérea permeable y ventilación (intubación y ventilación mecánica, si es necesario); reposición hidroelectrolítica y tratamiento de la causa desencadenante
- Iniciar tratamiento específico del síndrome de Guillain-Barré y de la crisis miasténica en la UCI

ACTUACIÓN ANTE UN ACCIDENTE CEREBRAL VASCULAR AGUDO

Elvira García Cobos y Alejandra Peláez Hidalgo

Exploraciones complementarias iniciales

- Hemograma, coagulación y TC craneal inmediatos, si el paciente es candidato a fibrinólisis
- Ionograma, glucosa, urea y creatinina
- ECG
- Radiografía de tórax
- TC craneal no inmediato, si el paciente no es candidato a fibrinólisis

Dejar en observación de urgencias

- Cuadro sugestivo de accidente isquémico transitorio, previamente estudiado, hasta ver la evolución
- Ictus establecido leve en personas de edad avanzada en las que no se prevea actuación hospitalaria

Ingreso

- Candidatos a tratamiento trombolítico
- Mala evolución en observación
- Accidente isquémico transitorio no estudiado previamente
- Ictus establecido no terminal
- Ictus hemorrágico
- Trombosis de senos venosos

Tratamiento inicial

- Mantener la vía aérea permeable y ventilación. Evitar la broncoaspiración
- Utilizar suero salino o glucohiposalino
- Tratar la hipoglucemia y la hiperglucemia (administrar 8 UI de insulina, si la glucemia es superior a 150 mg/dl)
- Tratar la hipertermia superior a 37,8 °C con paracetamol. Bajar TA sólo si la presión arterial sistólica es >220 mmHg y la diastólica >120 mmHg. Controlar la temperatura por debajo de 37,5 °C
- Si hay signos de hipertensión intracraneal administrar manitol al 20% 250 ml en 20 min
- En un infarto cerebral iniciar tratamiento con aspirina 100 mg/día o clopidogrel. No administrar si es candidato a fibrinólisis y valorar ésta
- En el accidente isquémico transitorio con fibrilación y/o valvulopatía embolígena, anticoagular con heparina. En el infarto cerebral esperar 48 h
- En la hemorragia intraparenquimatosa administrar tratamiento sintomático
- En la hemorragia subaracnoidea controlar la hipertensión arterial, el dolor y la agitación, y administrar nimodipino 60 mg/4 h i.v. o en infusión continua
- En la trombosis de los senos venosos, anticoagulación con heparina

ACTUACIÓN ANTE UN SÍNDROME CONFUSIONAL AGUDO

Carlos Alonso Blas y María Agud Fernández

Exploraciones complementarias iniciales

- Signos vitales y glucemia capilar
- Hemograma, iones, urea, creatinina, CPK, pruebas de función hepática, osmolalidad y gasometría arterial
- Sedimento urinario y orina básica
- Radiografía de tórax y ECG
- Valorar TC craneal y punción lumbar

Dejar en observación de urgencias

- Síndrome confusional agudo de etiología conocida, previsiblemente reversible en horas

Ingreso

- Mala evolución en observación
- Cuadro confusional de etiología desconocida
- Cuadro confusional cuya etiología requiera ingreso *per se*

Tratamiento inicial

- Ambiente tranquilo. Valorar sujeción; aporte nutricional e hidroelectrolítico. Vitaminas B y C
- Sedación si hay agitación o alucinaciones
- Haloperidol 5-10 mg i.m. que se repite en 30, 60, 90 min
- En ancianos, bajar la dosis. Biperideno *retard* 4 mg/día
- Si hay insuficiencia hepática, abstinencia alcohólica o anticolinérgicos, usar benzodiazepinas
- Benzodiazepinas (p.e. ketazolam 15-60 mg) nocturnas si es preciso
- Prevención (si hay antecedentes de síndrome confusional agudo): risperidona

ACTUACIÓN ANTE UNA CRISIS DE ANSIEDAD

Mónica Magariños López, Dolores Gimeno Álvarez y Luis Caballero Martínez

Exploraciones complementarias iniciales

- Hemograma
- Ionograma, glucosa, urea y creatinina
- ECG
- Otras, según hallazgos de la anamnesis y la exploración física

Dejar en observación de urgencias

- Grave afectación para ver la respuesta al tratamiento inicial

Ingreso

- Mala evolución en observación
- Diagnóstico de una causa que requiere ingreso *per se*

Tratamiento inicial

- Tranquilizar explicando la naturaleza del proceso
- Lorazepam 1 mg sublingual, que se repite en 10-30 min hasta 2 veces. Después 1 mg/8 h oral o continuar con Ketazolam 15-90 mg repartidos en una, dos o tres tomas

ACTUACIÓN ANTE UN SÍNDROME DE ABSTINENCIA ALCOHÓLICA

Carlos Alonso Blas y Olalla Gozón Illescas

Exploraciones complementarias iniciales

- Hemograma, iones, glucosa, urea, creatinina y CPK (Mg, si es posible)
- *Si hay fiebre:*
  - Sedimento urinario, radiografía de tórax y hemocultivos
- *Si hay focalidad neurológica:*
  - TC craneal y punción lumbar
- *Interconsulta a psiquiatría:*
  - Descompensación de enfermedades psiquiátricas previas. Riesgo autolítico

Dejar en observación de urgencias

- Deprivación leve
- Duda diagnóstica
- Crisis convulsivas (en el 40% de los casos anteceden al *delirium tremens)*

Ingreso

- Mala evolución en observación
- Imposibilidad de tratamiento ambulatorio
- *Delirium tremens* (valorar la UCI)

Tratamiento inicial

- Tiamina 100 mg/24 h i.m.
- Fluidoterapia i.v. (>4 l/día), corrección de alteraciones hidroelectrolíticas y tratamiento de otras complicaciones asociadas
- Habitación iluminada y tranquila. Contención mecánica sólo si hay agitación
- *Prevención o cuadro leve:* clometiazol 200-400 mg/4 h o clorazepato 20-50 mg/4-6 h o diazepam 10-30 mg/4-6 h
- *Delirium tremens:* igual que en la prevención o diazepam 5-10 mg i.v. en bolo y luego 5 mg/5-10 min hasta conseguir la sedación. Asociar tiaprida si hay alucinaciones o agitación
- *Crisis comiciales:* diazepam 2 mg/min hasta el control o 20 mg en 10 min. Anticonvulsivos si desarrolla estado epiléptico (fenitoína). Descartar un inicio focal (TC craneal).

ACTUACIÓN ANTE UNA MONOARTRITIS

Lucía Silva Fernández, Teresa Otón Sánchez
y José L. Andreu Sánchez

Exploraciones complementarias iniciales

- Hemograma y glucemia
- Radiografía de la articulación afectada y la simétrica
- Artrocentesis

Dejar en observación de urgencias

- Líquido sugestivo de artritis séptica y no se han podido detectar cristales con luz polarizada

Ingreso

- Artritis séptica
- Probable artritis séptica
- Probable artritis gonocócica
- Ausencia de cristales cuando se ha quedado en observación para buscarlos

Tratamiento inicial

- Analgesia con codeína
- *Artritis séptica:*
  - Cocos grampositivos: cloxacilina 2 g/4 h i.v.; si el enfermo está grave, vancomicina + rifampicina
  - Cocos gramnegativos: ceftriaxona 1 g i.v. o i.m.
  - Bacilos gramnegativos: ceftriaxona 2 g/24h i.v. o i.m.
- *Artritis séptica probable:* cloxacilina 2 g/4 h i.v. + ceftriaxona 2 g/24 h i.v. o i.m.
- Si se sospecha artritis gonocócica, ceftriaxona 1 g/24 h i.v. o i.m.
- *Artritis no séptica:* antiinflamatorios no esteroideos. Si se trata de una artritis gotosa se puede utilizar colchicina o Etoricoxib 120 mg al día, mientras dure la crisis, sin superar ocho días

ACTUACIÓN ANTE UNA LUMBALGIA

Teresa Otón Sánchez, Lucía Silva Fernández y José L. Andreu Sánchez

Exploraciones complementarias iniciales

- En casos seleccionados:
  - Hemograma
  - Radiografía de columna lumbar y de las sacroilíacas

Dejar en observación de urgencias

- Duda diagnóstica

Ingreso

- Mala evolución en observación
- Sospecha de espondilodiscitis o tumor
- Lumbalgia por causa que requiere ingreso *per se*

Tratamiento inicial

- Paracetamol 500-1.000 mg/6 h + codeína 15-30 mg/6 h
- Diacepam 5-10 mg/12 h o Ketazolam 15-30 mg /12 h
- Si se sospecha espondilodiscitis: cloxacilina 2-3 g i.v./6 h + ceftriaxona 1 g i.v./24 h

ACTUACIÓN ANTE UNA CERVICALGIA

Teresa Otón Sánchez, Lucía Silva Fernández y José L. Andreu Sánchez

Exploraciones complementarias iniciales

- En casos seleccionados
  - Hemograma
  - Radiografía de la columna cervical

Dejar en observación de urgencias

- Duda diagnóstica

Ingreso

- Mala evolución en observación
- Sospecha de espondilodiscitis o tumor
- Cervicalgia por causa que requiere ingreso *per se*

Tratamiento inicial

- Paracetamol 500-1.000 mg/6 h + codeína 15-30 mg/6 h
- Ketazolam 15-30 mg /12 h
- Si se sospecha espondilodiscitis: cloxacilina 2 g/4 h i.v. + ceftriaxona 2 g/24 h i.v.

ACTUACIÓN ANTE UN HOMBRO DOLOROSO

Lucía Silva Fernández, Teresa Otón Sánchez y José L. Andreu Sánchez

Exploraciones complementarias iniciales

- Radiografía de hombros
- Las necesarias para el diagnóstico de las causas de dolor referido, según sospecha

Dejar en observación de urgencias

- Duda diagnóstica

Ingreso

- Mala evolución en observación
- Sospecha de artritis infecciosa
- Causa que requiere ingreso *per se*

Tratamiento inicial

- Etiológico
- En bursitis no infecciosa, tendinitis y capsulitis:
  - Reposo de la articulación
  - Antiinflamatorio no esteroideo o infiltración de corticoide + anestésico local

ACTUACIÓN ANTE UN DOLOR DE OÍDO

Carmen Gorriz Gil y Almudena Trinidad Cabezas

Exploraciones complementarias iniciales

- Otoscopia

Dejar en observación de urgencias

- Otitis externa maligna o necrótica, con buen estado general, para antibioterapia i.v.

Ingreso

- Otitis externa maligna o necrótica con mal estado general o mala evolución en observación
- Complicaciones de otitis media aguda (mastoiditis, parálisis facial, vértigo, absceso intracraneal y tromboflebitis del seno lateral)

Tratamiento inicial

- Otitis externa aguda:
  - Gotas de ciprofloxacino
  - Paracetamol 1.000 mg/6-8 h
  - Si hay gran componente inflamatorio, amoxicilina-ácido clavulánico 2.000/ 125 mg/8 h durante 7 días o ciprofloxacino 500 mg/12 h durante 7 días + antiinflamatorio no esteroideo
- Otitis externa necrosante: ciprofloxacino 200 mg/12 h i.v. + desbridamiento
- Otitis media aguda:
  - Paracetamol 1.000 mg/6-8 h
  - Gotas óticas de polimixina B, neomicina e hidrocortisona 3 gotas/8 h (si hay perforación timpánica con otorrea). Anticongestivos nasales
  - Antibióticos: amoxicilina-ácido clavulánico 2.000/125 mg/8 h durante 10 días o azitromicina 500 mg/24 h durante 3 días o ceftriaxona 1 g/24 h durante 3 días i.m.

ACTUACIÓN ANTE UN DOLOR DE GARGANTA

Maite Pinilla Urraca

Exploraciones complementarias iniciales

- Hemograma en faringoamigdalitis graves, abscesos perifaríngeos y sospecha de mononucleosis infecciosa o difteria
- Bioquímica en faringoamigdalitis muy grave, difteria y abscesos retrofaríngeos
- Cultivo de exudado faríngeo en faringoamigdalitis graves y difteria
- Radiografía anteroposterior y lateral de cuello en el absceso retrofaríngeo

Dejar en observación de urgencias

- Faringoamigdalitis graves para antibioterapia i.v.

Ingreso

- Difteria
- Faringoamigdalitis muy graves o graves que no evolucionan bien en observación
- Abscesos perifaríngeos

Tratamiento inicial

- *Faringoamigdalitis no complicada* o molestias faríngeas: paracetamol o AINE y colutorios alcalinos
- *Faringoamigdalitis bacteriana:* amoxicilina-ácido clavulánico y AINE
- *Abscesos perifaríngeos:*
  - Penicilina G sódica + metronidazol i.v.
  - Analgésicos i.v.
- *Aftosis, herpes y herpangina:* AINE o corticoides orales y/o tópicos

ACTUACIÓN ANTE UNA DISFAGIA ALTA

Maite Pinilla Urraca y Beatriz Arellano Rodríguez

Exploraciones complementarias iniciales

- Exploración otorrinolaringológica
- Radiografía de cuello y tórax, ocasionalmente
- Tránsito esofágico con contraste radiológico, ocasionalmente

Dejar en observación de urgencias

- Duda diagnóstica

Ingreso

- Disfagia laríngea (epiglotitis)
- Imposibilidad para tragar

Tratamiento inicial

- Si hay sospecha de epiglotitis:
  - Ceftriaxona i.v.
  - Corticoides i.v.
- *Si hay disfagia neurológica:* sonda nasogástrica

ACTUACIÓN ANTE UNA SINUSITIS AGUDA

Manuel S. Moya Mir y Elena Múñez Rubio

Exploraciones complementarias iniciales

- Radiografía de senos paranasales

Dejar en observación de urgencias

- Sinusitis con fiebre y afectación importante del estado general
- Intolerancia oral

Ingreso

- Mala evolución en observación
- Sinusitis con sepsis asociada
- Afectación extrasinusal (absceso subperióstico, osteitis maxilar o frontal, celulitis orbitaria, absceso cerebral epidural o subdural, meningitis o trombosis de senos venosos)

Tratamiento inicial

- Lavados con suero fisiológico
- Dexclorfeniramina
- Ibuprofeno
- Pseudoefedrina (menos de siete días)
- Corticoides intranasales (fluticasona, bunesonida)
- Antibióticos si los síntomas persisten más de siete días
  - *Sinusisis leve en inmunocompetentes:* amoxicilina/clavulánico 875/125 mg cada 8 h o cefditoren 400 mg cada 12 h
  - *Sinusisis maxilar moderada o leve con tratamiento antibiótico en los tres meses anteriores:* moxifloxacino 400 mg cada 24 h, o levofloxacino 500 mg cada 24 h
  - *Sinusitis crónica sin pólipos:* moxifloxacino o amoxicilina clavulánico
  - *Sinusisis complicada:* cirugía y amoxicilina/clavulánico, levofloxacino o moxifloxacino intravenosos

ACTUACIÓN ANTE UN ESTRIDOR

Francisco M. González Martín

Exploraciones complementarias iniciales

- Radiografía de tórax
- Fibrolaringoscopia

Dejar en observación de urgencias

- *Crup*
- Cuerpo extraño extraído

Ingreso

- Mala evolución en observación
- Epiglotitis
- Traqueítis bacteriana
- Imposibilidad inicial de extraer el cuerpo extraño

Tratamiento inicial

- Reposo, hiperextensión del cuello, humidificación y paños húmedos en el cuello
- Oxígeno al 100% con presión positiva
- Metilprednisolona 1 mg/kg de peso i.v.
- Si no mejora, intubación o traqueotomía
- Tratamiento etiológico: en la epiglotitis, ceftriaxona 1 g/24 h i.v.

ACTUACIÓN ANTE UNA PÉRDIDA BRUSCA DE AUDICIÓN

José R. García Berrocal y Javier Herrero Agustín

Exploraciones complementarias iniciales

- Otoscopia
- Acumetría
- Audiometría

Dejar en observación de urgencias

- Las indicadas en la otodinia
- Intolerancia oral
- Duda diagnóstica

Ingreso

- Mala evolución en observación
- Fractura del peñasco
- Laberintitis
- Algunos casos de ototoxicidad
- Sordera brusca

Tratamiento inicial

- Etiológico
- En la sordera súbita:
  - Oxígeno a 3 l/min
  - Metilprednisolona 1 mg/kg/24 i.v.
  - Nimodipino 30 mg/8 h oral
  - Enoxaparina 1 mg/kg/12 h s.c. u otra heparina de bajo peso molecular

ACTUACIÓN ANTE UNA EPISTAXIS

Javier Vicente Herrero

Exploraciones complementarias iniciales

- Hemograma y estudio de coagulación si la hemorragia produce hipotensión o es masiva o si existe historia de diátesis hemorrágica

Dejar en observación de urgencias

- Hemorragia importante con repercusión hemodinámica o hematológica que cede con el tratamiento inicial

Ingreso

- Mala evolución en observación
- Taponamiento posterior

Tratamiento inicial

- Valoración del estado general y estabilización hemodinámica
  - Hipertensión arterial: captopril sublingual
  - Reposición de líquidos/sangre
- Limpieza nasal
- Taponamiento anterior
  - Antibioterapia, reposo relativo y medidas higiénicas
  - Revisión en 2 días por el otorrinolaringólogo

ACTUACIÓN ANTE UN CUERPO EXTRAÑO OTORRINOLARINGOLÓGICO

Cristóbal López-Cortijo Gómez de Salazar

Exploraciones complementarias iniciales

- Exploración otorrinolaringológica
- Radiografía según la localización o naturaleza del cuerpo extraño
- Endoscopia en cuerpos extraños esofágicos

Dejar en observación de urgencias

- Extracción del cuerpo extraño en el esófago o persistencia de sintomatología

Ingreso

- Mala evolución en observación
- Imposibilidad de extracción inicial del cuerpo extraño esofágico o laríngeo

Tratamiento inicial

- No manipular sin seguridad
- En la laringe hacer inicialmente la maniobra de Heimlich si el paciente deja de respirar
- No dar tratamiento en el cuerpo extraño esofágico para no enmascarar los síntomas
- Extracción del tapón de cerumen; el resto por especialista otorrinolaringólogo

ACTUACIÓN ANTE UNA ODONTALGIA

Rodrigo García Madero y Jorge Marrero Francés

Exploraciones complementarias iniciales

- Radiografía en traumatismos
- Hemograma ante la sospecha de gingivoestomatitis aguda necrosante o de celulitis facial

Dejar en observación de urgencias

- Algunos traumatismos con lesiones asociadas a otra altura

Ingreso

- Mala evolución en observación
- Traslado a cirugía maxilofacial:
  - Celulitis facial
  - Algunos traumatismos

Tratamiento inicial

- Analgésicos (vía oral o parenteral). Tras cirugía dental se puede utilizar Etoricoxib 90 mg/24 h
- Valorar la administrarción de un antibiótico

ACTUACIÓN EN URGENCIAS ONCOLÓGICAS

Alejandro de la Torre Tomás y Rafael Molerón Mancebo

Exploraciones complementarias iniciales

- *Compresión medular:*
  - Hemograma y bioquímica
  - Radiografía de columna dorsal y lumbar
  - RM, TC o gammagrafía ósea, si están disponibles
- *Síndrome de la cava superior:*
  - Hemograma, ionograma y gasometría arterial
  - Radiografía posteroanterior y lateral de tórax
  - TC con contraste
- *Extravasación:*
  - Ninguna

Dejar en observación de urgencias

- Extravasación con importante necrosis para ver la evolución inicial

Ingreso

- Mala evolución en observación
- Siempre en la compresión medular y en el síndrome de compresión de la vena cava superior, para neurocirugía, oncología radioterápica y/u oncología médica

Tratamiento inicial

- *Compresión medular:* dexametasona 10 mg i.v., seguidos de 4 mg/6 h, ranitidina u omeprazol. Valorar cirugía o radioterapia urgente
- *Síndrome de compresión de la cava superior:* oxígeno y dexametasona 4 mg/6 h i.v. Valorar por radioterapia
- *Extravasación de quimioterápicos:* frío local con hielo, reposo y elevación del brazo afectado. Inyecciones locales de corticoides

ACTUACIÓN ANTE UNA REACCIÓN ALÉRGICA

Matilde Rodríguez Mosquera

Exploraciones complementarias iniciales

- En general no son necesarias
- Triptasa sérica si existen dudas sobre la causa alérgica del cuadro
- Complemento si se sospecha déficit de inhibidor C_1

Dejar en observación de urgencias

- Afectación respiratoria o hemodinámica que responde al tratamiento inicial

Ingreso

- Mala evolución en observación
- Afectación respiratoria o hemodinámica que no responde al tratamiento inicial o no hay seguridad de que no haya nueva exposición al antígeno

Tratamiento inicial

- *Afectación cutánea exclusiva:*
  - Dexclorfeniramina 5 mg i.v. y/o bilastina (un comprimido al día. No produce somnolencia) o levocetirizina o ebastina (1-2 comprimidos/día)
- Angioedema:
  - Mantener permeable la vía aérea
  - Adrenalina 0,5 mg i.m. (media ampolla al 1:1.000)
  - Metilprednisolona 60-80 mg i.v.
- Si hay broncoespasmo: broncodilatadores
- Si hay hipotensión: véase «Actuación ante un *shock*»

ACTUACIÓN ANTE URGENCIAS OFTALMOLÓGICAS

Clara Cajigal Morales

Exploraciones complementarias iniciales

- Exploración oftalmológica según los síntomas (fluoresceína, lámpara de hendidura, fondo de ojo, etc.)

Dejar en observación de urgencias

- Traumatismos oculares graves
- Pérdida brusca de visión de causa no aclarada

Ingreso

- Mala evolución en observación
- Traumatismo que requiere cirugía
- Pérdida brusca de visión por causa que requiere ingreso

Tratamiento inicial

- *Quemaduras químicas:* lavar abundantemente, colirio midriásico, antibiótico y esteroides tópicos
- *Conjuntivitis:* colirio antibiótico y antiinflamatorio
- *Iritis:* colirio midriásico y antiinflamatorio. Prednisona 1 mg/kg/día oral si hay gran componente inflamatorio
- *Queratitis:* colirio midriásico y antibiótico
- *Glaucoma agudo:* sorbitol i.v., acetazolamida 250 mg/6-8 h oral y colirio con β-bloqueante

ACTUACIÓN EN URGENCIAS GINECOLÓGICAS

M.ª Ángeles Martos Cano, M.ª José Martín Azaña y Enrique Iglesias Goy

Exploraciones complementarias iniciales

- Hemograma
- Coagulación
- Prueba de embarazo
- Ecografía

Dejar en observación de urgencias

- Duda diagnóstica
- Necesidad de transfusión

Ingreso

- Embarazo ectópico roto
- Derivar a hospital con urgencias obstétrico-ginecológicas:
  - Metrorragia que necesita transfusión
  - Abdomen agudo ginecológico
  - Embarazo ectópico no roto

Tratamiento inicial

- Metrorragia: mantener la presión arterial. Tratamiento definitivo según edad y etiología
- Enfermedad inflamatoria pélvica: antibióticos
- Embarazo ectópico, torsión ovárica, complicaciones de mioma uterino: generalmente cirugía

ACTUACIÓN ANTE UNA HIPERTERMIA

Manuel S. Moya Mir y Carlos Alonso Blas

Exploraciones complementarias iniciales

- Hemograma
- Ionograma, glucosa, urea, creatinina, amilasa y CPK, GOT y bilirrubina
- Coagulación
- ECG

Dejar en observación de urgencias

- Insolación
- Ausencia de complicaciones importantes y buena respuesta a las medidas iniciales

Ingreso

- Mala evolución en observación
- Las restantes hipertermias. Valorar la UCI

Tratamiento inicial

- Asegurar una vía aérea permeable y ventilación. Desnudar al enfermo. Humidificar la piel y poner cerca de un ventilador. Si no disminuye la temperatura, utilizar una manta de hipotermia o sumergir en agua fría hasta llegar a 38,5 °C en el recto
- Suero salino i.v.
- Tratamiento etiológico y de las complicaciones

ACTUACIÓN ANTE UNA HIPOTERMIA

José L. Martínez Melgar y José M. Borrallo Pérez

Exploraciones complementarias iniciales

- Termómetro apropiado
- Hemograma, iones, glucosa, urea, creatinina, amilasa y CPK
- Coagulación
- ECG
- Radiografía de tórax

Dejar en observación de urgencias

- Hipotermia leve accidental primaria

Ingreso

- Mala evolución en observación
- Resto de las hipotermias

Tratamiento inicial

- Movilizar poco. Abrigar
- Monitorización electrocardiográfica
- Líquidos i.v. y oxígeno caliente
- Corregir la hipoglucemia si existe
- Hidrocortisona 200 mg i.v. si no existe causa evidente de la hipotermia

ACTUACIÓN ANTE UN AHOGAMIENTO

Miguel Valdivia de la Fuente, Sara Alcántara Carmona y Leticia Martínez Álvarez

Exploraciones complementarias iniciales

- Hemograma, ionograma, glucosa, urea, creatinina, creatinfosfocinasa y hemoglobina libre
- Coagulación
- Gasometría arterial
- Orina elemental y sedimento
- ECG
- Radiografía de tórax

Dejar en observación de urgencias

- Pacientes con aspiración improbable. Antes de dar el alta, repetir la radiografía de tórax

Ingreso

- Mala evolución en observación
- Resto de los ahogamientos. Generalmente en la UCI

Tratamiento inicial

- Reanimación cardiopulmonar si es preciso
- Oxígeno a alto flujo
- Inmovilizar la columna hasta descartar lesiones asociadas
- Sonda nasogástrica
- Si hay signos de hipovolemia, líquidos intravenosos
- Antibioterapia empírica si se sospecha infección pulmonar
- Tratar las lesiones asociadas

ACTUACIÓN ANTE UNA ELECTROCUCIÓN

Miguel Valdivia de la Fuente, Alfonso Ortega López y Gloria Vázquez Grande

Exploraciones complementarias iniciales

- Hemograma, iones, glucosa, urea, creatinina y creatinfosfocinasa
- Hemoglobina en plasma y orina
- Coagulación
- Orina elemental y sedimento
- Gasometría arterial
- ECG
- Radiografía de tórax

Dejar en observación de urgencias

- Pacientes asintomáticos con lesiones por bajo voltaje

Ingreso

- Pacientes sintomáticos con lesiones por bajo voltaje
- Pacientes con lesiones por alto voltaje
- Valorar ingreso en UCI

Tratamiento inicial

- Retirar a la víctima con guantes de goma
- Reanimación cardiopulmonar si se precisa
- Si hay quemaduras en cara y cuello, intubación precoz. Oxígeno a alto flujo
- Inmovilizar la columna hasta descartar lesiones asociadas
- Reponer el volumen con cristaloides/coloides
- Tratamiento de las complicaciones que aparezcan

ACTUACIÓN ANTE PICADURAS Y MORDEDURAS

Karina Cuiñas León y Ana Sánchez Ramos

Exploraciones complementarias iniciales

- *Si existe clínica sistémica:*
  - Hemograma
  - Glucosa, creatinina, urea e iones
  - Coagulación
  - ECG

Dejar en observación de urgencias

- Mordedura de serpiente de grados 0-I
- Picadura de araña sintomática
- Reacción anafiláctica resuelta
- Multipicadura de himenópteros

Ingreso

- Mala evolución en observación
- Mordedura de serpiente II-IV. Valorar el ingreso en la UCI
- Mordedura que requiere intervención quirúrgica
- *Shock* anafiláctico. Valorar el ingreso en la UCI

Tratamiento inicial

- Limpieza y desinfección. Profilaxis antitetánica. Analgesia. Tratamiento de las complicaciones
- *Himenópteros:* extraer aguijón. Ver «Actuación ante una reacción alérgica»
- *Arácnidos:* diazepam, gluconato cálcico o metocarbamol para espasmos musculares por picadura de viuda negra. Prednisona 40 mg/24 h en la picadura de araña parda
- *Serpientes:* amoxicilina-ácido clavulánico 500/125 mg/8 h. Suero antiofídico polivalente
- *Mamíferos:* amoxicilina-ácido clavulánico 500/125 mg/8 h. Valorar la profilaxis antirrábica

ACTUACIÓN ANTE UNA INGESTIÓN DE CÁUSTICOS

Andrés Núñez González y Carlos Mascías Cadavid

Exploraciones complementarias iniciales

- Hemograma
- Iones, glucosa, urea y creatinina
- Radiografía de tórax y abdomen
- Endoscopia digestiva alta
- *Si hay afectación significativa:*
  - Gasometría arterial
  - Pruebas cruzadas

Dejar en observación de urgencias

- Lesiones de grados I o IIa
- Imposibilidad de endoscopia urgente, hasta que se realice

Ingreso

- Mala evolución en observación
- Lesiones de grados IIb, IIIa o IIIb (UCI)
- Aparición de complicaciones

Tratamiento inicial

- Lavar la boca con abundante agua
- Dieta absoluta. Líquidos i.v.
- Analgesia
- Antieméticos. Inhibir la secreción gástrica
- En lesiones de tipo II y III, valorar la administración de metilprednisolona 40 g/12 h i.v.
- Tratamiento de las complicaciones

ACTUACIÓN ANTE UNA INHALACIÓN DE GASES TÓXICOS, VAPORES Y HUMOS

Rosario Salgado Marqués y Esther Díaz Nájera

Exploraciones complementarias iniciales

- Hemograma
- Iones, glucosa, urea y creatinina
- Gasometría arterial
- Carboxihemoglobina
- ECG

Dejar en observación de urgencias

- Enfermos que mejoran mucho tras el tratamiento inicial

Ingreso

- Mala evolución en observación
- Enfermos que no mejoran tras el tratamiento inicial

Tratamiento inicial

- Descontaminación
- Oxígeno
- *Tratamiento específico para cada caso:*
  - Gases asfixiantes: oxígeno
  - Gases irritantes y tóxicos: oxígeno, broncodilatadores y metilprednisolona
  - Gases alergénicos: broncodilatadores y metilprednisolona
  - Plaguicidas:
    1. Paratión: oxígeno, atropina 2-4 mg i.v. cada 5-10 min hasta la remisión de los síntomas.
    2. DDT: sintomático

ACTUACIÓN ANTE UNA INTOXICACIÓN

Jorge Marrero Francés y Manuel S. Moya Mir

Exploraciones complementarias iniciales

- *Según el tóxico*
- *Tóxico desconocido:*
  - Hemograma
  - Ionograma, glucosa, urea y creatinina
  - Gasometría arterial eventualmente
  - Radiografía de tórax y ECG en algunos casos
  - Guardar suero, orina y contenido gástrico

Dejar en observación de urgencias

- Según el tóxico
- Cuando el efecto del tóxico dura varias horas y el enfermo está bien

Ingreso

- Según el tóxico
- Si hay afectación neurológica, depresión respiratoria o arritmias graves que no mejoran tras las medidas de estabilización, debe ingresar en la UCI

Tratamiento inicial

- Asegurar ABC
- Valorar la administración de un antídoto (ver tabla VII)
- Carbón activado (oral o por sonda nasogástrica)
- Tratamiento específico según el tóxico
- Tratamiento de las complicaciones
- Medidas de soporte

Tabla VII. Antídotos más utilizados en intoxicaciones agudas

Tóxico	Antídoto	Dosis
Amanita	Ácido tióctico	100 mg/6 h i.v. durante 7 días
Antagonistas del calcio	Calcio	1 g de cloruro cálcico i.v. en 5 min
Anticolinérgicos	Fisostigmina	1-2 mg i.v. en 5 min y repetir hasta un total de 6 mg
Colinérgicos (insecticidas organofosforados, etc.)	Atropina Pralidoxima	1-5 mg i.v. (alternativa i.m. o s.c.) cada 15 min hasta disminuir las secreciones 1-2 g i.v.
Antidepresivos tricíclicos	Bicarbonato	1-2 mEq/kg i.v. para mantener un pH sanguíneo mayor de 7,5
Benzodiazepinas	Flumazenil	0,2 mg en 30 seg y dosis sucesivas de 0,3-0,5 mg hasta un total de 3-5 mg. Perfusión de 0,1-0,4 mg/h
β-bloqueantes	Glucagón	5-10 mg i.v. y perfusión de 1-5 mg/h
Cianuro	Hidroxicobalamina EDTA dicobalto	5 g i.v. en 15 min. Si no hay respuesta o no está disponible: 600 mg i.v. Si hay respuesta: 300 mg a los 15 min
Digoxina	Anticuerpo específico	Miligramos de digoxina ingerida/0,6 = n.º de viales necesarios
Etilenglicol	Etanol Fomepizol (Antizol®)	La misma dosis que en la intoxicación por metanol 15 mg/kg i.v. lentos, seguidos de 10 mg/kg/12 h, hasta 4 dosis
Hidrazidas	Piridoxina	5 g i.v. si se desconoce la dosis del tóxico; 1 g/g de tóxico si se conoce la dosis de tóxico

Tabla VII. Antídotos más utilizados en intoxicaciones agudas *(cont.)*

Tóxico	Antídoto	Dosis
Hierro	Mesilato de desferroxamina	15 mg/kg/h i.v. durante 8 h (máximo 1 g por cada dosis)
Metales pesados (arsénico, cobre, oro, plomo, mercurio, etc.)	Quelantes: • EDTA • Dimercaprol • Penicilamina • Ácido dimercaptosuccínico	 1 g i.v. en 1 h cada 12 h 2,5-5 mg/kg i.m. cada 4-6 h 250-500 mg oral cada 6 h 10 mg/kg oral 3 veces al día durante 5 días y después 2 veces al día durante 14 días
Monóxido de carbono	Oxígeno al 100% y oxígeno hiperbárico si procede	
Metanol	Etanol	10 ml al 10%/kg a pasar en 60 min. Mantener 1,5 ml al 10%/kg/h. Doble si es alcohólico crónico
Opioides	Naloxona	0,4 mg en bolo i.v.; repetir hasta 2 mg (se puede administrar i.m., s.c. o endotraqueal)
Paracetamol	Acetilcisteína	150 mg/kg oral seguidos de 70 mg/kg/4 h durante 3 días. Por vía i.v.: 50 mg/kg en 4 h y 100 mg/kg en las siguientes 16 h

EDTA: ácido etilendiaminotetraacético.

ACTUACIÓN ANTE UNA RABDOMIÓLISIS

Francisco Malagón Caussade y Carmen Montero Hernández

Exploraciones complementarias iniciales

- Hemograma
- Bioquímica con enzimas musculares. Creatinina y urea
- Sodio, potasio, fósforo y ácido úrico. Gasometría venosa
- Electrocardiograma
- Orina elemental y sedimento urinario

Dejar en observación de urgencias

- Elevación enzimática sin insuficiencia renal (para fluidoterapia i.v.)
- Alteraciones hidroelectrolíticas sin insuficiencia renal

Ingreso

- Insuficiencia renal

Tratamiento inicial

- Fluidoterapia i.v.
- Bicarbonato 1/6 M 100 ml/h
- Tratamiento de las alteraciones electrolíticas
- Tratamiento de las complicaciones
- Fasciotomía en el síndrome compartimental

ACTUACIÓN ANTE UNA QUEMADURA

Nada Farhangmehr Setayeshi y Lucía de Gregorio Muñiz

Exploraciones complementarias iniciales

- *En quemaduras graves, mientras se prepara el traslado al centro de referencia:*
  - Hemograma, ionograma con glucosa, urea y creatinina, pruebas de coagulación, análisis de orina, gasometría arterial y carboxihemoglobina

Dejar en observación de urgencias

- Nunca

Ingreso

- Traslado al centro de referencia con unidad de quemados de todas las quemaduras que no sean leves

Tratamiento inicial

- Lavar la quemadura con suero salino y clorhexidina
- Cura oclusiva con sulfadiazina argéntica al 1%
- Analgesia (metamizol y tramadol)
- Profilaxis antitetánica
- En *quemaduras graves* mantener la vía aérea permeable y canalizar dos vías venosas para la infusión de líquidos i.v. Utilizar como analgésicos meperidina o morfina

ACTUACIÓN ANTE UNA CONGELACIÓN

Nada Farhangmehr Setayeshi y María Pérez de Seoane de Zunzunegui

Exploraciones complementarias iniciales

- Hemograma
- Ionograma, glucosa, urea y creatinina
- Creatinfosfocinasa
- Coagulación

Dejar en observación de urgencias

- Primer grado, superficial

Ingreso

- Mala evolución en observación
- Resto de las congelaciones

Tratamiento inicial

- Recalentamiento de la parte congelada en agua con hexaclorofeno a 37,5-40 °C durante 20-30 min
- Analgesia (metamizol y tramadol)
- Profilaxis antitetánica
- Ácido acetilsalicílico 25 mg + dipiridamol 3,5 mg/8 h
- Enoxaparina 40 mg/24 h s.c.
- Buflomedil 150 mg/8 h
- Amoxicilina-ácido clavulánico si hay signos de infección o se hace una escarectomía
- Valorar la oxigenación hiperbárica

ACTUACIÓN ANTE ESGUINCES Y CONTUSIONES

M.ª Lis Valverde Herreros

Exploraciones complementarias iniciales

- Radiografía de la zona afecta

Dejar en observación de urgencias

- Rotura muscular con gran hematoma

Ingreso

- Mala evolución en observación
- Necesidad de cirugía en el esguince de tercer grado

Tratamiento inicial

- *Contusión:* frío local, reposo con la extremidad elevada, vendaje compresivo y antiinflamatorios no esteroideos (AINE)
- *Esguince:*
  - Grado I: frío local, AINE y vendaje compresivo
  - Grado II: igual que en el grado I + inmovilización con férula de escayola y enoxaparina 40 mg/24 h s.c.
  - Grado III: igual que en el grado II y valorar la cirugía

ACTUACIÓN ANTE LAS FRACTURAS

M.ª Lis Valverde Herreros

Exploraciones complementarias iniciales

- Radiografía de la zona afecta

Dejar en observación de urgencias

- Fractura con riesgo neurovascular elevado (riesgo de síndrome compartimental)

Ingreso

- Mala evolución en observación
- Fracturas abiertas
- Fracturas patológicas en un enfermo no terminal
- Fracturas que requieren tratamiento quirúrgico

Tratamiento inicial

- Analgesia
- Fracturas abiertas: profilaxis antitetánica y antibiótica i.v. (cefazolina 1 g/6 h + tobramicina o gentamicina según el peso/24 h)
- Fracturas simples sin afectación de las partes blandas, no desplazadas y estables: inmovilización con férula o vendaje blando, dependiendo de la localización
- Fracturas abiertas, desplazadas, intraarticulares o inestables: reducción, estabilización y seguimiento por el traumatólogo

ACTUACIÓN ANTE LAS HERIDAS

Nada Farhangmehr Setayeshi

Exploraciones complementarias iniciales

- Radiografía de la zona afecta cuando se sospecha existencia de cuerpos extraños y/o lesiones óseas asociadas
- Hemograma si hay sangrado importante

Dejar en observación de urgencias

- Heridas abdominales o torácicas profundas
- Lesiones asociadas que requieren observación
- Duda de la existencia de lesiones asociadas

Ingreso

- Mala evolución en observación
- Necesidad de cirugía mayor
- Lesiones asociadas que requieren ingreso

Tratamiento inicial

- Lavar la herida. Controlar la hemorragia. Retirar los cuerpos extraños y extirpar los tejidos necróticos
- Cerrar la herida, generalmente con sutura. Profilaxis antitetánica
- Analgesia
- Antibióticos (amoxicilina-ácido clavulánico), si hay celulitis perilesional, inmunodepresión, abscesos en la zona central de la cara y mordedura de mamíferos

ACTUACIÓN ANTE UN TRAUMATISMO GRAVE O POLITRAUMATISMO

Ana Sánchez Ramos y Antonio Gil Pérez

Exploraciones complementarias iniciales

- Según el traumatismo

Dejar en observación de urgencias

- Siempre que no se proceda al ingreso

Ingreso

- Mala evolución en observación
- Hipotensión
- Anemia
- Lesión renal o de la vía urinaria
- Dificultad respiratoria
- Necesidad de cirugía mayor
- Necesidad de observación superior a de 24 h

Tratamiento inicial

- Mantener la vía aérea permeable
- Mantener la ventilación. Intubación si es preciso
- Toracocentesis si hay neumotórax a tensión
- Controlar la hemorragia
- Mantener la presión arterial. Administrar líquidos i.v.
- Analgesia

ACTUACIÓN ANTE UN TRAUMATISMO CRANEOENCEFÁLICO

Luis Ley Urzaiz y Laura de Reina Pérez

Exploraciones complementarias iniciales

- Radiografía de cráneo, en niños con TCE leve
- *En TCE moderado o susceptible de gravedad:*
  - Hemograma
  - Ionograma, glucosa, urea y creatinina
  - Coagulación
  - TC craneal generalmente
- *En TCE grave, añadir a lo anterior:*
  - Gasometría arterial
  - Pruebas cruzadas
  - TC craneal siempre

Dejar en observación de urgencias

- TCE leve en el que no es posible la observación domiciliaria
- TCE moderado o susceptible de gravedad (ver texto)

Ingreso

- Mala evolución en observación
- TCE grave, en la UCI

Tratamiento inicial

- Reposo. Dieta absoluta en los TCE moderado y grave
- Analgésicos no narcóticos. No administrar hipnóticos
- Tratar las complicaciones

A continuación aparecen lor valores normales de las exploraciones complementarias de laboratorio que aparecen en el apartado de Exploraciones complementarias iniciales de esta guía. Estos valores son orientativos y pueden variar en cada laboratorio, por lo que deben conocerse los valores normales del centro en donde se realizan.

HEMOGRAMA	
Leucocitos	4,0-11,5 x 10^3/mcl
Neutrófilos	1,5-7,5 x 10^3/mcl
Linfocitos	1,2-4,0 x 10^3/mcl
Monocitos	0,2-1,0 x 10^3/mcl
Eosinófilos	0,0-0,4 x 10^3/mcl
Basófilos	0,0-0,2 x 10^3/mcl
Granulocitos inmaduros	0,0-1,0 x 10^3/mcl
Hematíes	3,8-4,8 x 10^6/mcl
Hemoglobina	12,0-16,0 g/dl
Hematocrito	36-46 %
Volumen corpuscular medio	82-97 fl
Hemoglobina corpuscular media	26-31 pg
CHCM	32-36 g/dl
RDW (ADE)	8,0-14,8 %
Plaquetas	150-400 x 10^3/mcl
VELOCIDAD DE SEDIMENTACIÓN	0-25 mm
COAGULACIÓN	
Tiempo de protrombina	11-15,3 seg
Actividad de protrombina	70-120%
INR	0,8-1,2 RN
Tiempo de trombina	16-20 seg
Tiempo de tromboplastina parcial activada	29,2-39,0 seg
Fibrinógeno	150-450 mg/dl
Tiempo de obturación (o de hemorragia in vitro mediante PFA-100)	
Col/EPI	84-160 seg
Col/ADP	68-121 seg
Dímero D	0,1-0,5 mcg/l
BIOQUÍMICA	
Glucosa	60-100 mg/dl
Urea	21-50 mg/dl
Creatinina	0,5-0,9 mg/dl

BIOQUÍMICA (cont.)	
Ácido úrico	3,4-7,0 mg/dl
Sodio	135-145 mmol/l
Potasio	3,5-5 mmol/l
Cloro	101-111 mmol/l
Calcio	8,7-10,3 mg/dl
Calcio inónico	4,6-5,1 mg/dl
Magnesio	2-3 mg/dl
Proteínas totales	6,0-8-0 g/dl
Bilirrubina total	0,3-1,1 mg/dl
Fosfatasa alcalina	40-128 U/l
GPT (ALT)	6-40 U/l
GOT (AST)	6-40 U/l
Gamma-glutamiltransferasa (GGT)	8-61 U/l
Amilasa	60-180 U/l
LDH	230-460 U/l
CPK	24-195 U/l
CPK-MB	(hasta 10% de CPK)
CPK-MB masa	0,0-3,6 ng/ml
Troponina I	0,0-0,06 mcg/l
Péptido natriurético (ProBNP)	68-112 pg/ml
Lactato	4,5-19,8 mg/dl (0,5-2,2 mmol/l)
Proteina C reactiva (PCR)	0,1-10,0 mg/l
Procalcitonina	< 0,05 ng/ml
Complemento (C´3)	90-180 mg/dl
Tryptasa	1-15 ng/ml
Carboxihemoglobina (% de hemoglobina)	< 5-7% (hasta 10% en fumadores)
Hemoglobina libre	0,5-5,0 mg/dl
Osmolaridad	280-295 mOsm/kg
HORMONAS	
TSH	0,35-5,0 mcU/ml
T3	2,3-4,2 pg/ml
T4 libre	0,7-1,98 ng/dl
Cortisol	5-25 mcg/dl
ACTH	< 80 pg/ml
Insulina	6-26 mcU/ml
Péptido C	0,5-2,0 ng/ml
GASOMETRÍA ARTERIAL	
PH	7,37-7,43

GASOMETRÍA ARTERIAL (cont.)	
PO2	80-100 mmHg
PCO2	36-44 mmHg
Bicarbonato	22-26 mEq/l
GASOMETRÍA VENOSA	
pH	7,32-7,38
PO2	40 mmHg
PCO2	42-50 mmHg
Bicarbonato	23-27 mEq/l
ORINA	
pH	5,0-7-5
Densidad	1005-1030
Proteinas	> 10 mg/dl
Glucosa	Negativa
Cuerpos cetónicos	Negativos
Bilirrubina	Negativa
Urobilinógeno	
Nitritos	Negativos
Leucocitos	Negativos
Hematíes	Negativos
Sedimento urinario	
Células epiteliales	algunas
Leucocitos	5 por campo
Hematíes	3 por campo
Bacterias	Ausentes
Cristales	Ausentes
Cilindros	Ausentes
Hemoglobina libre	Negativa
Osmolaridad	50-1200 mOsm/kg
Sodio	40-220 mEq/l
Potasio	25-125 mEq/l